每一个"失常"的灵魂,都是世界的一面镜子,映照出我们共同的脆弱。

在困境
与
疗愈之间

一位全科医生的精神科见习录

陈妙玲 著

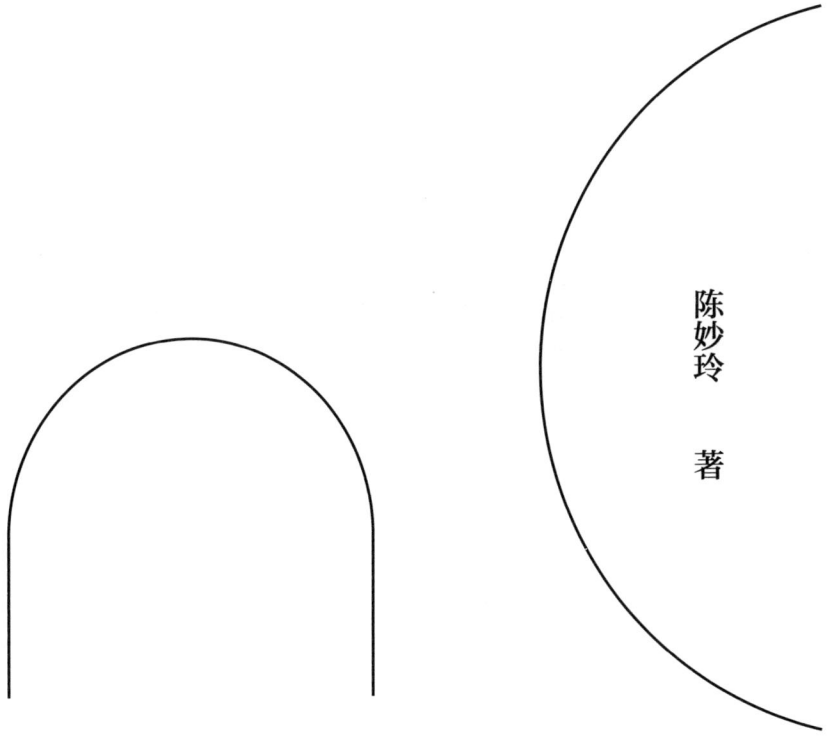

中信出版集团 | 北京

图书在版编目（CIP）数据

在困境与疗愈之间：一位全科医生的精神科见习录 / 陈妙玲著 . -- 北京：中信出版社 , 2025.4. -- ISBN 978-7-5217-7457-3

Ⅰ . R749

中国国家版本馆 CIP 数据核字第 2025SW6491 号

在困境与疗愈之间——一位全科医生的精神科见习录
著者：　　陈妙玲
出版发行：中信出版集团股份有限公司
　　　　　（北京市朝阳区东三环北路 27 号嘉铭中心　邮编　100020）
承印者：　北京联兴盛业印刷股份有限公司

开本：880mm×1230mm　1/32　　印张：9.25　　字数：206 千字
版次：2025 年 4 月第 1 版　　　　印次：2025 年 4 月第 1 次印刷
书号：ISBN 978-7-5217-7457-3
定价：59.00 元

版权所有·侵权必究
如有印刷、装订问题，本公司负责调换。
服务热线：400-600-8099
投稿邮箱：author@citicpub.com

推荐序

姚志剑 教授
南京医科大学附属脑科医院副院长
兼任精神大科主任

在这个繁忙的世界中，一次意外的飞机延误，让我有了难得的宁静时光，得以沉浸于这本精神心理疾病病例故事集。每一例都深深触动了我的心弦。在此，我要首先感谢本书的作者，一位既是全科医生，又在精神医学领域有所探索的专业人士，她用细腻而富有同理心的笔触，为我们揭开了一个个患者故事的序幕。这些故事不仅栩栩如生，更透露出对患者的深切关怀和对精神心理专业的热忱。

本书精心收录了作者亲历的 14 个真实案例，它们主要围绕着焦虑、抑郁、情感障碍和精神分裂症这四大精神疾病类型。在此，我们也要感谢所有参与这些案例治疗的医务工作者，是他们的辛勤付出和精湛医术，为患者带来了希望和康复的可能。

在当今社会，焦虑和抑郁的普遍性日益凸显，而社会对这些疾病的知识普及仍远远不够；精神分裂症和双相情感障碍的严重性，往往因为早期识别的困难和社会对病患的偏见，导致治疗延误，给患者及其家庭带来深重的伤害。本书通过精选案例，为我们揭示了这些精神心理疾病的复杂性和多样性。

从"象牙塔里的困惑"中的郑绪到"职场上的单亲妈妈"，我们见证了焦虑和抑郁如何在生活中蔓延；在"出走与抗争"、"留学归来"以及"象牙塔里的困惑"中的 53 床男大学生身上，我们感受到了双相情感障碍的挑战；"爱情暴风雨"和"别人家的孩子"则展现了情感障碍的多重面貌；而"顺境中的疏忽"、"免死金牌"和"床榻上的人生"则是对精神分裂症深刻的剖析。这些故事不仅让我们看到了疾病的真实面貌，更在无形中传播了精神卫生科普的理念。

本书特别关注女性和儿童青少年等社会弱势群体，这不仅源于对他们境遇的深切同情，也是践行精神卫生科普责任的体现。一个社会的文明程度，往往体现在对最弱小成员的关怀上。

在这些故事的背后，是我们对精神心理疾病背后复杂人际关系的探讨，如家庭冲突、离婚、亲子矛盾、失恋或分手等。书中的案例让我们看到了这些不幸的家庭背景：破碎的婚姻、冷漠的情感、受压抑的孩子……

本书详细描绘了亲子关系、家庭教育和学校教育在个体心理健康中的作用，旨在通过这些真实的故事，唤起公众对心理健康的重视，推动精神卫生科普的理念深入人心。

心理健康是构建和谐社会的重要基石。通过这些案例分析，我们深刻认识到心理治疗在个体康复中的关键作用，以及家庭和社会环境对心理健康的影响。

在此，我们强烈呼吁全社会共同关注精神心理健康，为那些在黑暗中摸索的人提供必要的支持与治疗，让精神卫生科普的光芒照亮每一个角落。

再次感谢本书作者和所有为精神心理疾病患者付出努力的医务工作者，是你们让这些故事有了治愈的力量。

写于二〇二五年二月

前　言

我是一名社区医院里的全科医生。

两年前，我被派到本地区最有名的精神病医院的精神科见习。

曾经，我的理想是当一名心理医生。那时，我愿望迫切，一心求道，但一直没有机会走进这个大门。如今时光已过去二十多年，我早已放弃那时的理想，可机会却突然找上门，出现在我面前。

我想：也许一个人命里拥有什么、会做什么，是在出生啼哭的那一瞬就注定好的。虽然我已过了最好的学习阶段，在职业发展方面不会再有太大的变动，但我思考了一番后，还是欣然前往。一周后，我交接完手头的工作，就到本地区最有名的精神病医院去报到。

在很多人的印象中，精神病人就是疯子，他们衣冠不整、披头散发、胡言乱语、大吵大闹、傻笑疯癫……他们像异类，不配被平等对待。人们常常忽视他们，对他们充满了偏见。

我在去精神科学习之前，也对精神病人有诸多不解和疑惑，但当我见了那么多病人之后，才发现实际上身体健康的人，也经常会出现心理问题。

培训期间，我轮转了五个科室，见到了很多病人，其中有孩子，有青壮年，也有老人。病人的身份也各种各样，有学生，有医生，有老师，有公务员，有工人，有农民，有老板……他们中有一部分因病辍学或者失业，而大部分仍然在上学或继续在自己的岗位上工作。

我深刻地感受到：这是一个受到忽视和歧视的群体。似乎人人都对精神疾病讳莫如深，包括很多医生自己，也不能正确看待精神心理问题，觉得患了精神疾病是一件羞耻的事情。

学习期间，我了解到精神病人在生病初期大都和健康人类似，他们悲伤、沮丧、愤怒或者控制不住情绪，但常常被忽视，日积月累，直到身边人都发现他们异常时，才会被迫就医。

当疾病背后的故事被抽丝剥茧般呈现出来时，我惊讶地发现，原来精神心理的危机处处都存在，心理健康的维护人人都需要。

健康的新定义是：一个人在身体、精神和社会功能等方面都处于良好的状态，而不仅仅是身体没有病。我们常常忽视的负面心理现象，其实是心理健康已经受到威胁和损害的标志。

当代，人们在学习、工作、生活、婚恋、亲子、教育、养老等方方面面都面临着巨大压力和隐形变数，焦虑、抑郁等精神心理问题呈现出爆发式增长的趋势。与此同时，精神科医生的人数配备却存在严重不足。

《柳叶刀》上有一篇报告指出：据估计，全世界每年约有5%的成年人患有抑郁症，但这种全球性健康危机仍被忽视。抑郁症是全世界范围内的一种常见病，尽管如此，仍然有许多关于它的错误观点，使人们长期未对其采取行动。

中国科学院院士陆林于2022年给出一份数据：新冠疫情发生以来，全球新增超过7 000万抑郁症患者、9 000万焦虑症患者，数亿人出现睡眠障碍问题。另有一份数据显示，"世界卫生组织（WHO）统计，全球约10亿人正在遭受精神障碍困扰，每40秒就有一人因自杀而失去生命"[1]。

对大多数人来说，精神疾病是一个敏感而让人忌讳的话题。作为医生，我深知心理健康和身体健康同等重要。我也深知，没有人能一辈子一帆风顺，万事顺遂。即使我们不去讨论这个话题，或者我们绕道而行，也无法完全避开。

好在，我们的社会已经意识到这是一个亟待解决的问题，越来越多的人也开始对精神心理健康有了正确的认识。

我在无限感慨中记录下这些案例，详细地呈现了病人的内心故事，希望读者能从这些故事中窥见我们自己，从而保持警醒并重视心理健康。当然，出于对病人的隐私保护，本书中的人名、地名、情节等，均已做处理，也在此说明。

我想，当更多的人拥有识别情绪和心理疾病的能力，那时我们就能更好地去战胜精神困境。

---

[1] 数据来自《2022年国民抑郁症蓝皮书》。——编者注

目 录

推荐序 ...I

前　言 ...III

1 / 职场上的单亲妈妈 ...001

2 / 出走与抗争 ...017

3 / 女儿与妈妈的战争 ...039

4 / 顺境中的疏忽 ...057

5 / 爱情暴风雨 ...075

6 / 象牙塔里的困惑 ...093

7 / 免死金牌 ...115

CONTENTS

8 / 床榻上的人生 ...133

9 / 家暴中的女人 ...157

10 / 别人家的孩子 ...177

11 / 竹竿女孩 ...197

12 / 上帝本来就不公平 ...217

13 / 留学归来 ...239

14 / 农村孩子到城市 ...259

后　记 ...279

1 职场上的单亲妈妈

上午十点钟，林红君被准时带到心理治疗室。

她是某县的宣传员，三十岁那年考上了公务员，在这个岗位上干了七八年。一路摸爬滚打，事业上虽然不是春风得意，但也算一帆风顺。她入院已经三天了，却只在周二医生查房时见过一次钱主任，这让她颇感失望。护士给她发药时，她将分包在小塑料袋里不同颜色和形状的药片倒出来，一一追问："这是什么药，起什么作用？"

新来的实习生回答不上来，惹得事事求得尽善尽美的宣传员大发雷霆，说要是不告诉她这些药都有什么用，她就坚决不吃。护士长听到病人动了肝火，亲自来到床前解释。

病人看到来了重量级的人物，怒火马上消了一大半，一边吃药一边道歉。吃完药后，她对护士长说："我想见钱主任，这次来六院，我就是冲着她来的，但现在过去了两三天，她都没有单独来找我。"

护士长把病人的意见转达给钱主任。

九点半，钱主任在门口说："莫奈，你把二十一床林红君的病例情况准备一下，过会儿查房。"

十点钟，大家准时到了心理治疗室。莫奈汇报完病例后，去病房里接林红君。两三分钟后，门咯吱一声响了，她带着林红君进来了。

这个三十七岁的宣传员，比我想象中的要朴素很多。她长着瓜子脸，扎着一条麻雀尾巴似的小辫子，身材消瘦，皮肤上布满红血丝，也生着黄褐斑，但五官极好：大眼睛、高鼻梁、小嘴巴。她坐好后，钱主任微笑着和她打了个招呼。

她有些激动，说："你终于召唤我了。"

钱主任说："我喊你过来，是想好好和你谈谈。"

"我早就想找你了，这几天，我一直都在等你。我在想，若是今天还等不到你，我就自己来找了。"她声音有些颤抖。

"对不起，让你久等了。"

"没关系。"她激动得差点流泪了。

钱主任阐述了一遍喊她过来谈话的意义和目的，也申明了一些谈话的原则。

她一边听，一边点头，表示理解并同意，她配合的状态让谈话进行得很顺利。她早已渴望倾诉，内心积压的苦闷像海底火山的岩浆，随时都可能喷涌而出。但她一直压抑着，不让自己爆发，直到找到一个合适的出口。钱主任是她十分仰慕的心理学专家，她慕名而来，现在终于有机会可以把所有的不幸和苦闷都说出来了。

"我喜欢自由的空间，自认为生活上很讲究，但现在我什么都提不起兴趣，什么都做不好，什么都不想做，我怎么能这样呢！"

她叹了口气，心酸的往事一件一件涌上心头。

她生完孩子的前半年时间里，一直处在消极悲观的情绪中，闷闷不乐。以前，她最大的特点是积极上进，无论遇到什么事，都能一个人挺过去。

林红君的女儿小时候生病，常常夜里发烧，呼吸急促，全身滚烫。她给孩子喂了药，疗效甚微，就用温水洗湿了毛巾，一遍又一遍地给孩子擦身体，但高烧还是不退。她害怕极了，就用冷水冲凉自己，然后用自己的身体给孩子降温。她背起孩子在家里不停地走，孩子趴在她背上，软绵绵地，毫无力量，呼出来的气体却像从蒸笼里冒出来那样热。她喊她，跟她说话，但孩子却一直耷拉着脑袋迷迷糊糊地昏睡。

"我背着她一边走一边说：宝宝，你醒来啊，你听见我和你说话了吗？你睁开眼睛看一下啊，妈妈背着你转圈呢，你就当这是妈妈和你在院子里散步，你再坚持一会儿啊，坚持坚持高烧就退了……"

她哭了，眼泪和鼻涕一起流出来，钱主任把纸巾推到她跟前，她停下来擦泪。

太阳光透过玻璃窗照进来，照到她身后的半边窗台上，她弯着身子痛哭流涕。"无数个夜里，她无数次发烧，我就一个人背着她，无数次这样生活……"

"孩子的爸爸呢？"

"他在打游戏。"沉默了片刻，她才回答。这些，她并不是特别不想说，只是每说一次，就像揭一次伤疤。

"我能理解。"

"以前，无论遇到什么事情，我都会一个人去扛，扛不动的时候，就告诉自己：你身体行。可是现在……"

"唯一的行，变成了不行，你就崩溃了。"

"是的，以前我觉得自己很多事情都很行，但现在一遇到事情就着急。"

生完孩子后，她把精力从工作转移到家庭中，她花大量的时间照顾孩子。孩子乳糖不耐受，总是拉肚子，她就带孩子到处去看。别人家的孩子生了病，都很容易好，但她家的总是好不了。孩子容易过敏，身上总是起疹子，一起疹子，她就焦虑失眠。

"我总是担心，每日每夜都活在提心吊胆中。"

"很不容易。"

她忙不过来，就带着孩子住到了父母家，有了父母的帮忙，她轻松了很多，身体上不那么忙碌了，精神上也就渐渐不那么紧绷了。"产假结束，要上班了，我情绪好转，就带着孩子回了婆家。"

"很好。"

再次回去后，她跟公婆住在了一起。不久，她买了新房，也买了新车，一切看上去都在朝着美好的方向发展，可突然间，祸从天降：公公做生意亏了本，所有的房产都被他拿出去做抵押。

"您能想象吗？我自己买的房，日子过得好好的，突然有一天，有人对我说：'你的房子被我拿去抵押了。'您能想到我听到这个消息时的感受吗？"

"确实难以接受。"

"我辛辛苦苦，拿出所有的积蓄，买了一套属于自己的房子，却突然被告知：你的房子被抵押了！而在抵押之前，没有任何人和我商量……"

她的手指微微颤着："我拼命地工作，拼命地生活，我买房子，还贷款，带孩子……所有这一切都是我一个人承担，我拼了命理顺了这一切，但突然一夜之间，连我自己的房子，都不再是我的了。"

她将手指插进头发里，痛苦得发抖："我觉得简直活不下去了，我每天都在担心：不知道什么时候，债主就会找上门来把我们赶走。"

她喘着粗气，情绪激动得几乎说不下去。

"在这样的生活状态下，家里全是矛盾，大家都觉得过不下去了，我就和丈夫搬出来单独过了。"

她停下来，平息了一下情绪后接着说："搬出来之后，我以为一切都会好起来，可是……"屋漏偏逢连夜雨，船迟又遇打头风，倒霉的事情一件接一件地来了：两三个星期之后，她体检时发现甲状腺上有个不太好的结节。

命运无情，她顿时觉得天昏地暗，不知道路在哪里。"我担忧、害怕、心惊、恐惧，我听到自己的心跳得咚咚直响，我觉得呼吸也变得困难了，喉咙里像是有个东西堵在那里。夜里，我听到一点响动，就会惊醒，然后整夜失眠。"

说到这里，她颤抖着身子，呼吸变得十分急促。

"你很焦虑。"

"是，这会儿，我觉得手又麻了。"她搓着手指，掐了一下。

"你放松点，深呼吸。"

她缩着嘴唇，深深呼吸了几下，过了几分钟，慢慢平静下来后，接着说："我的身体出了问题，感觉十分难受。女儿还小，父母已经变老,他们都需要我,而我却突然变成这样。"

她发现甲状腺上长了结节之后,经过短暂的沉沦,就打起精神,决定积极寻求治疗。她先是来到石江城,接着去北京和上海。她通过同学、熟人、朋友,甚至各种犄角旮旯的关系去寻求适合她的医院和专家。"我生活在一个不发达的三线小城市,来石江城看病,都已经十分不容易,去北京和上海,就更是难上加难了。"

"但你还是很积极。"

最后,她托人找到北京的一家医院后,就去那里做手术。手术很成功,妹妹陪着她住了几天后,她很快就出院了,但回到家里后,她仍然觉得胸口不舒服。

"我感觉心跳得很厉害,就想:手术解决不了心跳难受的问题,吃西药也没改善,也许看中医会有用。"于是她就去看中医。后来,她听说体育锻炼可以改善心率,接着又去爬楼梯,她一口气从一楼爬到十三楼,然后下楼去练八段锦。她像一个"打不死的小强",一个人拼命地撑着,拼命地生活。她跟自己说:"病好了之后,我就重新买一套房子,然后离婚。"

"你一直在努力。"

"是,但我……"她叹了口气,"这样拼命下去,命总不能不要了吧!"

她决定换一种生活方式,重新开始,于是她离婚了,孩子归她,房子归前夫一家。

"生活上有改变吗?"

"离婚之后,一切又都变得好起来。"

她重新买了一套属于自己的房子,她忙的时候,孩子的爷爷奶奶也会帮忙带孩子，孩子的爸爸也开始陪伴女儿。但对于孩子生病的事，她仍然很焦虑，隔三岔五跑医院。

"你很积极，但从另外一个角度来看，是不是用劲过猛？比如有些问题，其实也没有必要反复去看医生。"

"现在回过头去想，女儿得了荨麻疹，其实也没必要那么焦虑。"

"不吃药，荨麻疹也能好，不一定必须马上去医院。"

"是。"

荨麻疹本身也是一种心身疾病，就算不去管，通常也能好。但她不放心，孩子有任何一点小问题，她都很着急。

"我希望把所有的事情，都做到极致，包括考试。我考公务员的时候，做了一米高的卷子，我在想，若是我考不上公务员，那还有谁能考得上。"

"你的确很努力。"

"我们离婚后，孩子的爸爸反而变好了，他开始陪孩子。孩子的奶奶帮忙做饭，爷爷接送，在外人看来，这仍旧是一个家，但实际上，除了孩子，我们都是陌生人。偶尔为了孩子的事情，我也会和他们说一两句话，但违心的答话掩饰不住他恨我，孩子的爸爸怨我逼他离了婚。"

孩子马上十岁了，在他们还是一家人的时候，带孩子永远都是她一个人的活。白天，大家都去上班，晚上回到家里，他们年老的在搓麻将，年轻的在玩手机，孩子哭闹的时候，他们全像天生的聋子，永远都听不见。

"我忙了这边忙那边，就像个寡妇，累死了也没人看得见，这样的婚姻不要也罢！"

他们离婚了，她告诉女儿："以后，你可能只能跟着妈妈了。"女儿盯着她看了一会儿，没有说话，她不知道女儿在想什么，也许她还不懂父母离婚意味着什么。但神奇的是，他们一家人，却突然对孩子上了心：爸爸陪伴，爷爷接送，奶奶做饭。

"按这么说，离婚后他们反倒变好了。"

"是这样。"一切都在变好，她的身体也在变好。

"你有想过交新的男朋友吗？"

"这个我觉得要顺其自然。"离婚之后，一切都渐渐好起来，"虽然在买房的时候遇到一点麻烦，但那只是通往幸福的路上微不足道的烦恼。"

说到这里，她脸上有了笑容。

孩子渐渐长大，体魄渐渐变得强健，她小时候的那些小毛病，在长大后全都消失了。她自己也没有再生过病，充沛的精力让她有使不完的劲。她不再为孩子担忧，也不再为自己担忧。夜里背着孩子转圈、三天两头跑医院的日子，像翻皇历一样过去了，美好的日子，像闪着金光的蔚蓝天空，让人心生喜悦。

"可是，天知道为什么，忽然一片乌云遮住了眼。三月三日那天，我突然又失眠了。"

她悲伤起来，放慢了说话的速度。

"那晚，我整夜睡不着，翻来覆去，脑海里全是过去的事。第二天，我起来后觉得天旋地转，头重脚轻，一整天都浑浑噩噩。我想，要是把觉补回去，也许一切就都会变好，可是，我再也回不去了。"

她长长地叹了口气。

接下来的日子，她每夜都失眠，在黑暗里睁着眼睛一遍一遍数绵羊，数得心慌意乱。她觉得胸口沉闷，像压着巨石。

"我想起梅雨天漂浮在水面上翻着白肚皮的死鱼，觉得过不了多久，我也会闷死变成那样。"

她哽咽着停下来，抽了几张纸巾，又开始擦泪。

钱主任望着她，静静地等着。

过了好久，病人接着说，"从前，世界五彩斑斓，生机盎然，现在，黯然失色，死气沉沉。"

她觉得自己像行尸走肉，生活在灰白的影子中，没有灵魂，躯体就像散架的机器。她有气无力地活着，对世上所有的一切都无能为力！她烦躁、担忧，莫名其妙地担心害怕，总觉得有什么天大的事情要发生。

她控制不住地一会儿开心，一会儿沮丧。情绪就像过山车，一会儿在云端，一会儿在谷底。有时候，她会突然愤怒，没有缘由地发脾气。她的眼前不停地有黑色的影子忽闪忽闪地飞过，她伸手去抓，却什么都抓不住。有个医生说那是飞蚊症，没什么关系；另一个医生说，那是视网膜变性，不能跑、不能跳，否则视网膜会脱落。

"我从小有只眼睛的视网膜就有病变，听了医生这么说，我就想：老天啊，为什么我总是这么倒霉！"

"但是你的工作都是正常在做。"

"但那都是机械的、表面的。"

她变得对世上所有的一切都不再感兴趣，必须做的那些事，她只是按部就班地做，就像设置好程序的机器人。她的生活暗淡无光，事业停滞不前。

为了家庭，她放弃了很多机会，把精力都花费在孩子身上。曾经，她也想是不是可以做个小科室的负责人，但转眼她又想，要是那样，她就必须付出更多。

"为了做一个'超级打工者'，放弃家庭和孩子，那是我想要的吗？不，我不想！"于是，她又把时间和精力放到了家庭上。

但她总是忘不掉那些糟糕的经历，总觉得灾难随时都会到来。现在，她觉得脑子锈住了，像是涂了一层厚厚的糨糊，她生活在绝望中，毫无价值感。

"放弃的时候，遗憾过吗？"

"当然会。"

"所以，人生没有那么完美，为了孩子做一些舍弃，也算值得。"

"可是，在我最忧郁的时候，似乎天下的一切都与我无关。"

就在她第一次来六院看病的前一个夜晚，她躺在床上辗转反侧。外面有汽车经过，光线划过窗户，她脑海里就突然冒出一个念头，是不是离开这个世界，就不用再受这样的痛苦，她说："于是我突然想到了死。"

她流下泪来，那一整夜，她翻来覆去，一直在想关于生死的问题。"如果我突然死了，父母就没有我这个女儿了。他们辛辛苦苦把我养大，看着我成家立业，养育孩子，却突然间一下子没有这个女儿了。而我的孩子，从小到大一直都跟着我。我就是她的天、她的依靠、她的港湾，但突然一瞬间，妈妈不在了……"

她泪流满面，人生不幸，莫过于老年丧女，幼年丧母，想到这里，她就流着泪咬了一下嘴唇，对自己说：林红君，有这种想法，不是很"二百五"吗！

她擦了一下泪，坚定起来，继续说："我猛然警醒，从床上坐起来，望着黑暗里床头上孩子的照片，就跪在床上发誓说：林红君，你不能再有这样的想法，你千万不能死，不能就这样死了。你不只属于你自己，你还有父母，还有女儿。你不能让女儿就这样没了妈，也不能让父母这么老了却突然没了女儿。"

她挺了挺身子："我决定第二天就去医院，我咬着牙说，哪怕再难，哪怕跪着行走，也得活下去。"

她开始自救：第二天早上六点钟，她在六院的挂号程序里翻到了钱主任的专家号。

"我要赶快来看你，我不能就这样毫无意义地死掉，我要活下去。"她颤抖着，眼眶里又涌出了泪。

"你自己的内部有一个积极的东西存在。"

"是，我对自己说，你必须得好起来！"

以前，她也有过消极的念头，但从来没有这么强烈。她经常失眠，吃过一些中药，也吃过一些小剂量的阿普唑仑。但她怕有依赖，不到万不得已就不吃。她根本没有想到睡不着，会是因为得了抑郁症。有时候她会想：生活一帆风顺，毫无波澜，为什么心情突然会变糟？一切都按部就班，没有任何具体的事情让她去担忧，可为什么还是惶惶不可终日！

"父母的关系怎么样？"

她突然停下来沉默了。

"是有什么不想说吗？"

过了好久，她才回答："他们经常吵架。"她的手臂轻轻颤抖起来,又说:"其实,我在叙述这些的时候,并不舒服。"

"所以这里面是有原因的?"

"没有原因!"她突然大声反驳。

大家都被她吓了一跳。

"我的意思是,让你感到不舒服,说明这些事情对你是有损伤、有影响的。"

"是,"沉默了片刻,她低头承认了,"是,有影响。"

从她有记忆开始,母亲就不厌其烦地把自己所有的烦恼全都讲给她听,那时候,她不明白母亲的烦恼到底是什么,但那张时而悲伤时而愤怒的脸,总让她活在恐惧害怕中,让她不知道明天会发生什么。

"有天晚上我失眠,突然觉得心怦怦直跳。"

"这是一种急性焦虑状态,接近于惊恐发作。惊恐发作,就是觉得自己快要死了,所以你会一边难过,一边恐惧。心理压力长期积累,就会被推到这样的一种状态。你希望往后的人生顺顺当当,但人这一生,怎么可能什么问题都没有。往后依然会遇到问题,但不是所有的人一遇到问题就都会恐惧成那个样子。所以就像你说的,其实在你心目中,你觉得身体是你最没有问题的部分,但它还是出了问题,这时候,你就会觉得其他的部分更加没有指望了,于是就会有一种很糟糕的感受。"

"我想知道治疗的方法。"

"住院期间,两周左右,我会帮你调整到一种比较合适的药物,首先把情绪症状解决,包括你自己心理上的调试。抗抑郁、抗焦虑的药物,要有一定的时间才能起效果。"

"我跟你们说话的时候就感到胳膊酸麻，我刚才不小心瞄了你一眼，看到你手上的纸上写着，'严重性……'啊，完了！完了！"

"这个'严重性'并不是指你的疾病有多严重，但你看到后，马上就会出现一种灾难性的想象，紧接着感觉肢体产生了酸痛。"

"是的。"

"这是一种身心反应，说明在某个点上，有一些东西对你有影响，多谈几次影响就会消失，在心理学上，这叫暴露疗法。它是通过直接、重复地面对恐惧刺激，促使习惯化建立，进而实现认知重构，以减少焦虑的方法。"

"那我是不是很严重？"

"能在心理科治疗的，肯定不是太严重，否则就得上楼住到精神科。惊恐和焦虑本身并不是什么严重的病，但病人的感受常常很紧急，发作的时候感受特别差，但这不代表严重程度，预后实际上并不差。"

她之前以为的"积极"，有可能其实已经是问题之一了。她在处理事情的方式上，经常都会用劲过猛。用劲过猛，人就会疲惫，内部也会有强烈的期待，但这种期待并不一定能实现。

"当你那么用劲之后，仍没达到期待，你说会是什么感受？所以顺其自然、不急不忙的心态，就会比较稳当。"

"是，我很羡慕这样的心态。"

"那就慢一点，稳稳当当，一步一步往前走，只要不停下来，结果就不会差。"

"可是我现在觉得自己非常糟糕。"

"事情并没有你想象的那么严重,你非常有能力,你今天拥有的一切,都是你自己努力得来的结果。因为有你的努力,我们的治疗才能做到更好。你对家庭的贡献非常大,但你责任感太强,就会让内心压力很大。"

她也对父母有很重的愧疚感,觉得是自己把他们的生活扰乱了。

"生病也是因为大脑里某些物质发生了变化,需要用药来补充。抑郁的时候,缺乏一种叫 5-羟色胺的物质,所以吃了抗抑郁的药,就能补充。得了病,当你敢于面对它,就离好近了很多;如果不敢面对,而去否认,那就离好更远了;转身不吃药,或者觉得这些药都像毒药一样,那就离好越来越远。

"抑郁症症状有好转之后,会慢慢减药,吃药也有时限性,焦虑、恐惧和抑郁,并不需要终身吃药。"

"我现在已经不排斥吃药了。"她知道钱主任是心理科的权威专家,就时不时想见她。"其实我昨天就特别想找你,我知道这样不对,但我的确想依赖你。"

"因为现在是你比较脆弱的时候,人在脆弱时,就会觉得某个人也许能帮到自己。"

…………

访谈结束,病人离开后,大家开始轮流发言。最后,钱主任做总结说:

"一个人生病后,平时貌似不起眼的压力、貌似不会打倒自己的生活琐事,日积月累到一定程度时,就会把人压垮,一下子让人有一种无能感。这种无能感会触发忧郁,触发极度的焦虑。"

从这个病人的心路历程看,发病的原因在生物学上,产后疲怠、甲状腺结节、视网膜病变，这些都是一些较大的应激源。她在家庭里经历的波折，也在推动着这些症状的发生，她内心对自己无能为力。她在想：自己这么优秀，应该在家庭、婚姻各方面都没有问题才对，可是，怎么就遭遇了这样的一些事情呢！所以她一下子就被打入失败、糟糕的境地里去。这些，合起来促成她之后在某一个转折点上，突然疾病发作，以至出现情绪症状，无法自我处理。

她到医院里来，找到钱主任，把她当成依赖，其实，她也不认识钱主任。只是觉得自己应该找到一个权威，因为她很渴求最后的康复状态。

一个人出现一些问题，如发脾气或者不配合，有时候并不是故意为之。我们只有理解她内心的这部分，才能在治疗或者对话过程中，跟她更好地相处。否则，就会觉得这人怎么这么多诉求，这不满意、那不满意，还到处抱怨！我们理解了她内心虚弱的那部分，才能包容她，与她相处，并给予她最好的治疗。

在诊断上，她存在抑郁、焦虑，中间还有一段接近惊恐发作：觉得自己快不行了，就要死了，或者觉得心慌、胸闷到了无法控制的境地。这种失控感并非心脏病发作导致的濒死状态，而是典型的惊恐症状。

惊恐通常有三种症状：一种是觉得自己就快要死了，在大多数病人的认知里，这跟心肌梗死、脑梗死相关联，因而他们会觉得害怕、心慌、胸闷、头昏、头痛。另外一种就是觉得自己快要发疯了。还有一种症状，就是觉得自己快要失去控制。有些人开车时会觉得可能马上要俯冲下去，或者自己没有办法去掌控。

"今天找她来谈话,也是满足她的一个期待,她住进来两天,可能有很多期待,如果见不到我,就会觉得期待一个个全都落空了。她不知道吃的是什么药,就会有怨言。她是明事理的人,但也需要别人的尊重。我们在边界范围内,做到适度就好。治疗方面,以药物为主,情绪症状稳定后,可以配合心理治疗。"钱主任最后说。

…………

三周后,林红君好转出院。

我再次回到病区时,看到心理治疗室的飘窗上,放着一束百合花,阳光从玻璃外照进来,照在百合花上,我低下头,闻见一股清香扑鼻而来。

莫奈说:"那是林红君出院时送的。"

2 出走与抗争

"今天是见习课,有一些注意事项,我跟大家交代一下,"第二会议室里,郑老师站在讲台上,拍了拍麦克风,望着下面的学员,清了清嗓子大声说,"马上有工作人员从病房里带过来一位病人,到时候大家可以提问,但不要录视频,不要发朋友圈,不要泄露病人的身份信息。"

这是我们进行精神科医生转岗培训以来上的第一节见习课。郑老师在讲台上说话的时候,下面交头接耳的声音渐渐平静下来。

已是上午十点钟,晴朗无风的一天早已开始,同前天、昨天一样,天气只会更加闷热。那位即将到来的病人,住在精神四科的封闭式病区,是位女病人,患有双相情感障碍,目前为躁狂状态。躁狂病人思维奔逸,情感高涨,意志行为增强,整日兴高采烈,不知疲倦,说话滔滔不绝,很有感染力。

"大家马上就会感受到躁狂病人具体会是什么表现。"郑老师推推鼻梁上面的金框眼镜,示意路老师把病人带进来。

我顺着郑老师的目光回过头,看到路老师从会议室最后面的椅子上起来，朝半掩着的门口挥了挥手，然后门就被推开了。

两位工作人员搀扶着一位年轻的女病人进来，病人走在中间，身上绑着约束带，一头缠在腰上，另一头牵在工作人员手中。

早在两周前，我在电梯里看到过一个被约束的病人，那是我第一次看到病人行走在医院里身上还绑着带子，并且另一头牵在别人的手中。在我的想象中，只有警察押着犯人时才会这样，我从来没想到，在这个世界上，有一种病人的生活状态居然会是这样，我觉得这样的约束有损人的尊严。

那天，我久久不能平静，现在，当我第二次看到病人被约束着进来时，仍旧觉得十分震惊。和我坐在一起的大多数同学，都是第一次目睹这样的情形，所以当病人进来时，会议室里就立刻出现了一阵骚动和喧哗。

但被约束的病人对自己的处境毫不介意，似乎早已习以为常。她昂首挺胸，步态坚定，保持着乐观的微笑，从容地走向讲台。

到了讲台上，两位工作人员解开她身上的约束带，她配合地伸出手，将带子去掉。

"请坐！"郑主任递给她一个话筒。

她说了声谢谢，坐到郑主任对面。

两个人斜侧面朝向观众，隔着一米左右，相对而坐。

下面的骚动渐渐停下来。

"今天喊你过来，是想让你再谈谈自己的情况，在座的各位和我一样都是医生，你把自己的病情说出来，我们大家再一起讨论讨论。"

"我没病，我现在什么病都没有。"病人声音洪亮地回答，她四十岁左右，中等个头，体态微胖，圆脸长发，头顶挑起一绺头发扎在脑后，余下的全都披在肩上。

"我没病，但我特别理解那些生病的人，我知道他们很痛苦，因为我十九岁那年就住过一次精神病院。"她情绪激昂，语速飞快。

"我可以站起来说吗？"她将胳膊撑在扶手上，准备站起来。

"不用，坐着就行。"

但她还是站了起来。

"大家好，我叫南平平，来自云南……"她飞快地做自我介绍，把父母家、婆家和自己新家的住址和门牌号，逐一报了一遍，报完后深深鞠了一躬。

"你坐下来说。"

病人好像没有听见，继续站着说："我爸爸是从战场上退下来的老兵，是英雄，是残疾人，三年前，他死了。他是个英雄，但死的时候，什么都没有。"

下面一阵唏嘘，仰头望着台上的病人。南平平看到所有人的注意力都在她身上，说话的语气更加慷慨激昂了。

南平平两岁那年，母亲过世了。她的姨娘怕她爸爸娶了后妻，会对外甥女不好，就嫁给她爸爸，做了她的后妈。她姨娘没文化，从小被外婆送给姨婆家带孩子，姨婆对她很不好，经常打她、骂她，不给她饭吃，还把她一个人关在家里不让出门。她受尽苦楚，好不容易死里逃生长大了，可是，终究还是逃不出命运的摆弄。

南平平说话的时候，一直站着，郑医生让她坐下，说了好几遍，但她全都没听见。

她姨娘嫁到她家后，照顾她，为家里倾尽一切，但还是得不到爸爸的厚待。山里修公路，来了一批五湖四海的人，她姨娘就跟着村里的妇女一起到工地上当小工。可有风言风语传到她爸爸的耳朵里，说姨娘要被外面的人拐跑。

"姨娘回到家里，被爸爸打了一顿，打得鼻青脸肿，姨娘就哭着走了，从此再没有回来。"说到这里，南平平的声音有些哽咽了。

"你坐下来，慢慢说，"郑主任抬头望着她，又说了一遍，"坐下。"

这次，南平平终于听见了，道了声"谢谢"，然后坐下来。

郑医生想问她一些问题，但她根本不给郑医生说话的机会。她坐下来后，继续滔滔不绝地往下讲。

姨娘离开后，南平平就辍学了。

那时，她正好有个从小一起长大的小姐妹从外面打工回来。那小姐妹来看她，说起外面的世界，令她十分羡慕。小姐妹说："你如果想出去，我可以带着你。"南平平一听开心极了，就收拾好行李，跟着那个小姐妹一起到外面去打工。

她梦想中，外面的世界很精彩，但迎接她的并不是花团锦簇，而是当头一棒：她被那个姐妹骗到朔北的乡下后，卖给了当地的一个老光棍。

"我那么信任她，那是我从小到大最好的朋友，可是，她却把我卖了。"她哽咽着，泪水在眼眶里打转，说话的声音终于停顿下来。

下面一阵喧哗，开始激烈声讨买卖婚姻的陋习。

但郑主任的关注点并不在买卖婚姻上，而在疾病的发生、发展上："那你是怎么来到这里的呢？"

南平平望着大家，黑洞洞的眼神陷入回忆的深渊。

她被朋友卖给那个男人后，就和那家人一起住在船上。那家人开船搞货运，一年不到，她就生了个孩子。生孩子那天，船在海上漂着，风浪很大，摇摇晃晃，她肚子疼得要死，船摇晃得很厉害，她觉得头晕恶心，不停地呕吐，以为自己要死了。

她从来没有觉得时间过得那么慢过，她以为自己活不过来了，但是，撑到后半夜，天空下起大雨时，孩子却突然生下来了。

她哭出声音来。

会议室里静悄悄的，大家都在默默地听着。

她没有死，她活过来了，孩子躺在旁边哭泣，她却觉得很烦，不想多看孩子一眼，也不想听到孩子的哭声，但孩子吵得她不能安静。

她听到暴雨噼里啪啦打在船顶上，就像打在一个空心的棺材上。海风很大，呜呜地叫着，船被风浪吹打得左右颠簸。她裹着床单，突然觉得很冷，一会儿就开始全身颤抖。第三天，她就发烧了，不停地说胡话，她哭喊踢打，要从船上跳下去。

"我想回家，我想离开那个男人，我不停地与他们搏斗。"南平平握着拳头，要从椅子上起来，但起身到一半，又坐下来。

她生病了，那家人把她送到精神病院，那年她十九岁。那家人除了大哥大嫂好心肠，把她送到医院救治，再没有任何人管她。

"住院期间，每逢探视，大嫂就来医院里陪我，她的恩情，我永世难忘。"

说到这里，她眼里有了柔和的光，声音也跟着和缓起来。

那时，她住在女病区，男人进不去，大嫂每次来探视，大哥就把船停在港口等。那家共有五个兄弟，她嫁的那个是老小，一家人穷得过不下去，全都跟着大哥大嫂开船运货。

"我生下儿子后，就开始寻思着如何离开。"她放慢了语速，停下来望着下面，有点悲伤。

"你孩子不要了，丈夫也不要了？"

"不——他不是我丈夫，不是！"

南平平激动起来。"作为一个——我是一个女人，"她变得语无伦次，"在座的各位美女，有比我年龄大的，有比我年龄小的。我一九八二年出生，你们在座的女医生，有可能比我大，是阿姨或者是姐姐……"

"回到主题，回到主题，"郑主任把话题拉回来，"你走了，离开了，你是怎么离开的？"

"我现在的丈夫，住在我们楼上，那时我们都是租房住……"

那个买了她的男人，从法律上来说，并不是她丈夫，即便有了孩子，她也不承认。她生下孩子后，父亲来看过她一次，那个男人想把她的户口迁到他家里，这样就可以领结婚证，但她父亲知道两人长久不了，就拒绝了。

她生病后一直吃药，但为了省钱，就吃最便宜的药，那种药有很明显的副作用，让她变得木讷呆滞，父亲站在她面前时，她都想不起那是谁。她出院后，就带着孩子，跟着外出打工的男人和他的家人们，一起来到城市里，和别人一起合租了房子住。

楼上住着一个单身的年轻人，有天下雨他不在，南平平就帮他收了衣服。那个年轻人回来后，看到衣服已经被邻居收起来，就前来道谢。后来，他们渐渐熟络起来，时间久了，就偷偷好上了，然后伺机逃跑。

南平平笑了:"我口渴了,有水喝吗?"

她说这句话时看上去很滑稽,模样有点像脱口秀演员抖包袱,引得下面一阵哄堂大笑。

郑主任望着下面问:"哪位同学看看后面的纸箱里,有没有矿泉水,给她拿一瓶。"

一位年长的男医生站起来,走到后面,从纸箱里翻出一瓶矿泉水,给病人拿了上去。

南平平迫不及待地拧开盖子,仰头大喝,喝完后对着已经走下台的医生说:"谢谢你啊,大哥。"

那位医生脸红了,下面又是一阵哄堂大笑。

双相情感障碍的患者,在躁狂发作的状态下,通常会有典型的"三高"症状,即情感高涨、思维奔逸、活动增多。

"情感高涨"在南平平身上的具体表现是:她从上台之后,就一直在滔滔不绝地讲述。她口渴了,就停下来直接要水喝。她不会去思考这样跟别人直接要东西,会不会太唐突、会不会遭拒绝。她所有的言行都只顺应自己此刻的情绪和感受,而不去考虑别的后果和可能性。如果不是在躁狂的状态下,此刻她即便真的十分口渴,可能也不会开口,而是忍耐和等候。

南平平喝完水后,郑主任笑着问道:"你们打算私奔了?"

她大笑起来:"我们商量好后,就准备逃跑。"

灰暗绝望的日子终于有了转机。她把换洗的衣服装在编织袋里,塞到床底下,把孩子送到托儿所,等家里的男人们都走了,就跟大嫂说:"我要离开了。"

那时,大嫂正在厨房里,灶台上摆着煮好的茶叶蛋。大嫂听她要走，背对着的身子停顿了一下，可能想要挽留，却什么都没说。大嫂擦碗擦到一半，就放下抹布，从橱柜里找出一个塑料袋，装了几个茶叶蛋塞到她手里，然后把她往门外面推。

"我知道她的意思是让我赶快走，要不大家都回来了，我就走不掉了。"她把收拾好的行李从床底下拿出来，背起来就走。大嫂从厨房里出来，站在门口望着。

南平平从客厅里过去，走到大门口，拉门出去，回头关门时，看到大嫂用围裙擦眼泪。

她停顿下来，回想那时的事。郑主任望着她，没有说话，大家都在静静地听着。

"那里的人，只有大嫂真心对我好。"

南平平知道自己再也待不下去了，她必须离开，如果不离开，她连活下去的勇气都没有了。那里的人对她都是表面一套，背后一套，表面和和气气，背后却都嘲笑她是从外地花钱买来的，只有大嫂是真心实意心疼她。

她哭了，流出眼泪来。

她被最信任的朋友骗出来，卖给一个大她那么多的男人，她不愿意，可是，她能有什么办法呢？！

"要是妈妈活着，我就不会是这样的命运。"她流着泪，说不下去了。

郑主任递给她一包纸巾。

她停下来低头擦泪，肩上的长发滑到了胸前。

"假如妈妈没有死，没有留下我，姨娘就不会和爸爸天天吵架，也不会有人那么说我。妈妈去世时，我才两岁。没妈的孩子，长大了也很可怜。"

她抬起头,用手把前面的头发往后拢了拢。"我不能在孩子两岁时就离开,那样,我的孩子也就和我一样可怜了,所以我一直等到儿子三岁才走。"

其实,三岁的孩子没了妈,同样很可怜。只是,对于一个被命运羁绊着的弱者来说,除了出走,还有更好的选择方式来与命运抗争吗?

她跟着丈夫逃到石江城,安顿下来后,就结婚生子。时间一晃,已经过去了十八年,如今他们俩的儿子也已经十六岁。

过去的那些人和事,就像一场梦似的,遥远、模糊,不见踪影。新的生活忙碌而充实,让她充满生命活力。只是,在闲暇之余,她偶尔也会模模糊糊地想起大哥和大嫂。"不知道他们过得好不好!"

如果出走后的生活一帆风顺,那就如童话般美好了。

可是,一切并不如人所愿。她来到石江城,生完孩子后又生病了,变得疯疯癫癫,不停地说话,又说又笑,时不时还会大哭。她整夜失眠,偶尔才会睡着一小会儿,但睡着时也不能安宁。梦里,她回到家乡,变成了一个快活的小孩子,背着背篓在深山里扒猪草,一边扒,一边唱。回家的路上,背上的篓子很重,压得她直不起腰,却压不住她的快乐。她像负重的袋鼠,在森林里快活地蹦蹦跳跳。那些不听话被爸爸揍得鼻青脸肿的日子,似乎也都变得十分美好。

…………

她病得很严重,整日整夜都在不停地说话、大笑和哭泣,丈夫把她送到六院精神科，住了一个月后，她的精神渐渐就恢复正常了。

那时候，住院楼和现在不一样，楼层很旧，也很低矮，她住在四楼，站在窗户前向外望去，就能看到对面楼的外墙被雨水冲刷过的痕迹，一道一道就像流过泪的大花脸。窗外的梧桐树枝叶繁茂，风一吹就哗哗地响，她经常站在那里往外看。

现在，楼高了，她住在十六楼，树还在那里，她还会像以前那样站在窗前向外望："但现在望出去，就觉得树看上去很低了。"

"那你这次是什么原因又住院了呢？"

"就在一个星期前，不知为什么，我突然又失眠了……"

住院前一天晚上，南平平翻来覆去睡不着，就从卧室里出来，躺在客厅里的沙发上看电视。那时已过凌晨三点，电视里炮火连天，硝烟滚滚，士兵们冲锋陷阵，头破血流。这时，她突然想起了父亲。

"爸爸也是上过战场的人，他当年肯定也是像这样奋不顾身。后来他残疾了，落下一身伤疤。可是，从战场上回来后，他却什么都没有，就那么早早地死了。"

她哭了。

她躺在客厅里的沙发上，忍不住大哭起来，丈夫听到哭声，就从卧室里出来，一边给她擦泪，一边安慰，但她十分悲伤，根本停不下来。丈夫以为她又犯病了，天一亮，就把她送到医院里来。

"你爸爸是英雄。"

"是。可是，他得罪了很多人……"她爸爸回来后当了村里的领导，为了给村民争取利益，把乡政府的人得罪了。得到好处的村民，也都不说她爸爸的好。

"他到死都没得到应有的待遇，若不是他没钱，就不会生了病一直拖着，那么早地死去，"她擦了一下泪，握紧了拳头，眼神里有了恨，"等我出院了就回老家，我要抗争，替爸爸讨回公道。"

下面喧哗起来，大家都开始议论。

一个死者的家属、一个生病的女人，她的拳头能有多大的力量呢！有位从部队里转业的女医生，似乎不太相信会有这样的事发生，就开始详细询问南平平父亲的情况。但病人的记忆并不清晰，南平平对父亲参与过的那场战争，在时间的表述上有出入。

"那可能是我记错了，反正那时候在打仗。"

大家开始议论那场战争，讨论真理和正义。但真理是什么，正义又是什么呢？那个给南平平送矿泉水的男医生说："真理就是胜利者的态度，正义就是胜利者的立场。"

…………

大家的讨论重点离疾病越来越远。郑主任像放风筝的人，当讨论开始不着边际时，就赶快将手中的线往回拉一拉。

"这么多年都过去了，你怎么才想起要抗争？"

病人回过神来，说："不是我不想抗争，是这些年我自己也过得不容易。"

她和丈夫逃到石江城后，就四处干苦力，最后收起了废品，一收就是十几年。那些电缆皮很沉，他们收回来后捆起来，抬到三轮车上，拉到仓库里，等攒够一卡车就卖掉。电缆皮又粗又糙，捆绑和来回搬运，都得费大力气。她手上磨起了老茧，划开了口子。长年累月弯腰、蹲坐，腰腿也都出了问题。

她拉起裤腿，指着伤说道："你看我腿上，全都磨破了。"

她的腿上青一块紫一块，到处都是疤。

南平平捏着膝关节，活动了一下，接着说："你听，动一下就嘎巴响，医生说半月板磨损了。"

吃苦耐劳的人，没日没夜地干着苦力活，积累了十几年，终于凭着眼光和胆识，在合适的时机，买了一套临江的商品房，没过几年，房子的价格就翻了好几倍。

"去年，我们终于又买了一辆叉车，总算轻松了点。"她放下裤腿，抬头喘了口气，骄傲地看着大家。

"这么说，你很有眼光，也很有能力。"

"那当然。"

公婆家的事，她也操了不少心。丈夫有个弟弟患了抑郁症，成天蓬头垢面躺在床上不出门，等公婆老了，自然会成为兄嫂的包袱。"能怎么办呢，他们就兄弟两个人，当哥哥的，总不能不管呀。"

南平平说，等她的病好了，出院了就去学心理学。她不知道人为什么会生这种病，大脑为什么会突然变得不受控制，她想弄清楚这是怎么一回事，她想去帮助像她一样的病人。

"但学心理得有一定的学历基础，也得是在适合的年龄。"

"那我也要学，我肯定能学成。"

南平平对自己的能力自信非凡，觉得只要她愿意去学，就没有难倒自己的事情。病区里有个年轻病人是博士后，在法国和日本留过学，懂三门外语，答应教她英语。

"她答应教你了？"

"是，我跟着她已经学了好几天。"但她觉得那个病人是书呆子，生活不能自理，所以在病房里处处都帮她做事。

南平平不但帮那个教她英语的病人，还为其他几个病人做事，有几个电疗回来的病友说头疼，她就帮她们揉肩、捶背、按摩，甚至洗衣服。有时候，她家里送来水果，她也会慷慨大方地分给别人，甚至都没有给自己留。

她过于乐善好施的行为，可能是在情感高涨的基础上出现的症状。也许等她好了，她就不会再那么热心地去帮别人，也不会再把自己所有的东西都分给其他人。

"我从来没有学过那些医疗技术，但现在就像天生的医生似的，天天给她们'治疗'。所以等我出去了，就一定要学心理学。"

"可是，光学英语这一门，就得花费很多时间，你只读到初中，又荒废了这么多年。"

"但初中的英语我全都会。"

"那说几句我听听。"

"Good morning。"

"还有呢？"

她重复了一遍。

"再说一句。"

她还是只会说那一句。

大家笑起来，即便她只会说一句英语，但还是坚持认为自己很厉害，并且认为自己用不了几天，就能考过四六级。

南平平在情感高涨、思维奔逸、活动增多这三个主要症状的基础上出现了一些能力上的夸大。

精神分裂症患者的夸大和躁狂症患者的夸大存在差别。后者的夸大，往往是能力上面的自我夸大，比较符合实际，让人听了觉得不会那么荒谬。比如有人跟你说："我挣了很多钱，能挣几百万或者上千万。"这不离奇，因为有些人完全可以挣到几百万甚至上千万。但前者的夸大，通常会是这样的："我是比尔·盖茨的后代；我姓周，我跟周总理有血缘关系……"让人听上去就觉得荒谬离奇，不切实际，这种夸大，本质上就是妄想。南平平的思维特点是，对自我的判断缺乏准确性。很显然，她存在对自我能力上的夸大。

"难怪那天你老公送你来，你把他骂得……"

"不是我非要骂他，他是没文化的人，一开口就惹人生气。"

她开始列举丈夫在家中的种种不是，但很快话题一转，说起娘家的事情来。她说起娘家就思绪忧愁，一会儿悲伤哽咽，一会儿愤愤不平。她讲得情深意切，百感交集。我们默默听着，听着她讲述这艰辛曲折的往事，胸中不禁涌起阵阵叹息。

南平平的姨娘嫁过来后，生了个女儿，南平平就有了一个同父异母的妹妹。她的姨娘被父亲打得出走后，改嫁到了另一个偏僻的村子里。姨娘改嫁后，还是没有过上好日子，仍旧每天做苦力。更为不幸的是，没过几年，那个男人也意外去世了。

南平平同父异母的妹妹比她小六七岁，从小被爸爸宠爱得很任性，姨娘离开后，她更是变成了一个谁都管不住的熊孩子，还未成年，就跟着一个远亲家的老男人，私奔到了他家里，生下一个孩子后，又抛下那个孩子和男人，另嫁了一个人。更糟糕的是，妹妹新嫁的那个男人，并不是真心对她好，而是处处都在盘算妹妹的钱。

"我不知道他安的什么心,"她激动地说,"每年出去打工,回来从来都不给妹妹钱,还唆使妹妹去贷款,并且花光了爸爸留下来的所有钱,还让妹妹去跟姨娘借钱。"

南平平两颊涨得通红,她停顿了一下,咽了口气,继续悲愤地说:"姨娘再嫁的那个男人在工地上意外死亡,赔偿了一百万,妹夫就让妹妹去借继父的偿命钱。正因为这,爸爸临死前,才把自己攒了几十年的十二万全都交给了我,他让我悄悄保管。所以这笔钱,除了我和爸爸,这个世界上再没有任何人知道。"

"但现在这么多人都知道了。"她当着众人的面,在台上讲秘密,郑主任忍不住笑着说道。

南平平突然怔了一下,不过很快也大笑起来。

"那没关系,反正你们都不是我们那里人,也没有人认识我妹妹。"

她反应机智得像是在讲脱口秀,引得大家哄堂大笑。

躁狂病人,通常都存在思维奔逸的症状,严格讲是思维联想加快。南平平从进来后,就开始不停地讲述,话题不停地转换,一个接着一个,但每个话题之间都存在相关性。

在精神科,"思维奔逸"和"思维散漫"是最易混淆的两个概念,前者通常是躁狂症患者的症状,而后者通常是精神分裂症患者的症状,这两者之间的区别,也是鉴别躁狂症和精神分裂症的主要方式。

思维散漫,是话题跟话题之间没有相关的联系,但南平平在讲述这些故事的时候,每个话题之间,彼此都会有关联:她爸爸、她妹妹、她妹妹的丈夫,还有她们姐妹俩的婚姻……每个话题之间都有千丝万缕的联系。

在联系的过程中，有一个术语叫"音联意联"，举个例子——早上查房的时候，有个病人一看到医生，就走上去说："哎呀，这么多的白衣天使呀，白衣天使为人民，人民英雄白求恩，救死扶伤为人民……"躁狂发作的病人，说话通常都会有这种典型的音联意联的语言特点。

南平平很会算账，她当着大家的面，把丈夫和儿子的养老保险金都盘算了一遍。

"这么多年，你有没有过情绪不好的时候？"

"好像没有。"

她记不清了，回答得模棱两可。也许，她压根儿就没有听明白"情绪不好"到底是什么概念，所以就那么随口一说。但这对疾病的诊断和鉴别至关重要。

郑主任举了几个情绪低落的例子，问她有没有出现过这些情况。

南平平思索了一会儿，突然想起每年都有一段时间，她躺在床上一动也不想动。"好像那时候，我觉得自己就像行尸走肉。虽然每天还在给孩子做饭，做好了我也会吃，但都是在逼着自己完成任务，就像机器人安装了程序，到什么时候该做什么事，就必须启动什么程序。心情有没有很不好，我真不太记得了。"

南平平坐在台上一直侃侃而谈，她的表达能力太强悍了，在陌生的场合、陌生的人群面前毫不怯场，那种松弛感，让我暗暗佩服。我不知道这是因为处在躁狂期，让她自我感觉良好才这样，还是她的个性中原本就有这种潜质。反正我想，在座的医生，包括我自己，都很难在台上有这种松弛感。

时间到了十二点，有个护工走上去，弯腰低声跟郑主任说了几句话。郑主任点了一下头后，她就从手中的盒子里倒出几粒小药片。

该到服药的时候了，南平平盯着护工倒在自己手心里的小药片，看了几秒钟后，就猛然仰起头，一把将药品拍到嘴巴里，然后咕咚咕咚喝了几口矿泉水。

她的动作幅度大，频率也高，两眼炯炯有神，整体的代谢都处在一个高水平。目前，她处在典型的不伴有精神病性症状的躁狂发作状态。实际上她家人提供的病史，提示她患的是双相情感障碍。她躺在床上一动也不想动的那种状态，也许就是抑郁状态，只不过现在，在躁狂的状态下，她很难用准确的语言去描述当时的那种心情。

等躁狂症状稳定下来，她也许就会想起，那时候她躺着一动也不想动时，觉得活着很没有意思。

在最新的概念里，没有单纯的躁狂发作，中间肯定出现过抑郁状态。病人回想不起来时，医生就得依靠家人提供的信息去全面分析和判断。

该到用午餐的时候了。

南平平吃完药后，郑主任说："要不你先回病房。"

南平平意犹未尽，似乎还有很多话要说。但工作人员已经走上去替她绑约束带了。她迟疑了一下，就从椅子上起来，配合地把那醒目的白色带子重新绑到自己身上。

她从讲台上下去，一边微笑一边挥手，走到那个给她递过水的医生旁边时，大声说："大哥，谢谢你的水！"

她送了一个飞吻，引得大家又是一阵哄堂大笑。

郑主任站在讲台上，一直目送着她出去。

临出门前，南平平再次回头向里面说："谢谢大家！"

"你挺可爱的。"郑老师望着她大声说。

门咣当一声关上了，她和工作人员一齐消失在了门外。

会议室里突然安静下来，大家望着前面空出来的位置，似乎还能听到坐在那里的病人正在激情澎湃地讲述。大家的情绪跟随着病人的境遇和情绪起起伏伏，就像看话剧似的，现在，话剧结束了，演员走了，只留下了空荡荡的大舞台。

郑主任走向讲台，拍了一下麦克风，疲倦地沉默着。过了好大一会儿，她才抬起头来，重新打起精神，开始讲课。

躁狂病人好起来的时候很可爱，但有一个不好的特点，就是易激惹。在病房里，如果她就这么说说，也没关系。但有时候，她会爱管闲事，如果是好的管闲事，也挺快乐。比如帮这个护士扫地、抹桌子，帮那个病人按摩，谁不舒服了她去照顾谁。但不好的管闲事，就会很麻烦。比如在病房里指手画脚，看这个不顺眼，看那个不顺眼，指挥这个，教育那个，和其他病人发生冲突，吵架、打架。护士要把她约束起来保护在床上，她就大喊、对抗，甚至斥责，有时还会咬人或者踢人，这样就不可爱了。

还有一些病人，表面上会说：医生，你好，你真好，大家都好。听着很快乐，但下一秒马上就变了。他们发现自己的愿望不能达成时，就会马上翻脸，什么难听的话都能骂出来。

"刚才的这位病人，她爸爸给她钱的事情，她说跟谁都没说过，但实际上她满世界说，病人躁狂发作的时候，会把心底的秘密全都说出来。"

下面有人提起了妇女权益、未成年人保护之类的议题，大家就激烈地讨论起来，声音越来越大，盖住了郑主任的声音，郑主任被迫停顿下来。

"那些以熟人和朋友的名义进行欺骗和买卖婚姻的人，真应该全部被抓起来。"

"如果这个病人的经历真如她自己刚才所说，那当年她爸爸为什么没有报警？"

"如今时隔多年，她到这里来看病，医院知道了这些事，要不要去报警，警察要不要去调查？"

"带她出来的人是她的朋友，该不该被抓，要不要被判刑？"

"这些问题，已经不仅仅是精神科领域的事情了，如果学业结束，回到自己的工作岗位上，遇到类似的病人，该怎么办，要不要联系警察？"

…………

问题讨论到这里，已经不是郑主任能解答的了。

"我们还是从她的症状出发来讨论吧！"郑主任想把话题拉回来，但下面的声音一阵高过一阵，她只好再次停下来。

大家继续激烈地讨论着，但讨论到后来，仍然没有得出一个结论。过了好久，大家突然意识到讲台上的郑主任不说话了，就赶快停下来。

会议室里重新安静下来后，郑主任就接着说："在这种情绪状态下说出来的很多话，是不是完全属实，还有待观察。等她情绪好了，症状控制住了，可能就不会再提，而且这种事情到底有没有发生过，也很难讲。对她来说，也有可能是把一些东西放大了。"郑主任终于把话题又拉回到疾病本身上。

南平平的症状里，存在一些夸大的表现，比如在能力方面的夸大，前面已经有了很多的验证。但对于她遭受过的经历，南平平的描述是否存在夸大，还有待进一步了解。无论是否有夸大，她的描述都与妄想存在着本质的区别。

"以前病房里住着一个患有精神分裂症的病人，说他是英国王室的后裔。他不会说英语，从外貌上看完全是黄种人，经济也很窘迫。于是医生问他：你是英国王室的后裔，为什么看上去没有一点白人的血统？你家在伦敦，那你来这里看病，都经过了哪些地方？病人全都回答不上来，但仍然坚信自己就是英国王室的人。这就是妄想。"

妄想是一种病态的推理判断，是一种坚定的信念，不能用讲道理去说服他。如果讲一下道理，他就能很快放弃原先的观念，那就不是妄想。

妄想很难纠正，有很多基础，也有很多条件。比如一个病人说有人害他，并不是泛泛地说说，而是有一整套的思维系统。比如你问他：什么人害你，在哪个地方害你，怎么害你的，为什么害你……他都能回答出一套系统的答案。

自知力是判断精神状态的另一个标准。有自知力是对自己的精神状态有正确的判断，不是病人说"我有病"，她就有自知力。

南平平虽然知道她得了病，但对自己的精神状态并没有自知力，她对自己精神状态的判断是：什么都很好。她认为自己的判断都是正确的，哪怕一个晚上只睡两三个小时，她也认为这没什么问题。但实际上，这已经是一个完全不准确的判断。

不过，她并不存在精神病性症状。

有一部分躁狂或者抑郁的病人会伴有一些精神病性症状，在夸大的基础上，可能会伴有一些妄想：我很有能力，我很了不起，所以别人要害我！这是在思维联想发散的时候，在病人身上出现的发散思维，他会觉得"有人在议论我"，"跟踪我"，但是这种精神病性的症状在躁狂症和抑郁症患者身上持续的时间并不会很长，随着情感的稳定、情绪的好转，妄想症状就会消失。

其实，医生通常很难看到像南平平这样可爱又合作的病人，在病房里如果有两三个这样的病人在一起，就会有病人从躁狂变成抑郁。因为她会管闲事，会不服从管理，会用一些小恩小惠笼络别人，会有一部分人跟着别人去讨厌她，因此，她就会从躁狂转变到抑郁。

南平平目前的躁狂症状比较明显，应该在一周之内，把症状控制到一定范围内。

躁狂还有一些其他的症状，比如食欲亢进、性欲亢进——本能的亢进。躁狂病人的睡眠时间虽短，但病人对睡眠的需求量相对来说也比较少，就算睡得很晚，只睡两三个小时，也会精力充沛，觉得自己再睡下去，就是浪费光阴。

南平平回到病区后，医生为她重新调整了药物，用了心境稳定剂，三个星期后，她就好转出院了。

她出院后，继续在门诊复诊购药，恢复了良好的社会适应力，继续和丈夫做着废品回收的营生。

3 女儿与妈妈的战争

上午十点钟,文景跟着管床医生进来。她是今天上午要查的第三个病人。在此之前,主任已经查过两个,但他们都因为情绪崩溃而无法继续,只好被重新送回病房。

文景进来时,我们已经做好准备,心想她可能也会和前面两个病人一样,头发蓬乱,衣衫不整。因为刚才管床医生汇报病例时读道:患者凌晨三点由母亲和舅舅强制送进医院,途中多次挣扎逃跑,入院后大哭大闹,紧急给予保护性约束,两小时后情绪逐渐稳定,早上五点钟解除约束带。交班前病情沟通,患者拒绝交流,拒绝吃早餐……

从病人的入院状态看,她情绪激动,行为冲动,入院后又折腾了一整夜,想必此刻定然是面容憔悴,疲惫不堪。可是,当她穿着白色的T恤衫和淡蓝色的牛仔裤,扎着干净蓬松的马尾辫,跟着管床医生进来时,我们才发现她跟我们刚才的想象完全不一样。

文景进来后顺手将门轻轻关上,向前走了几步,望着大家,鞠了一躬:

"医生好！"

她的行为很让人出乎意料，很少有精神科病人在查房时会给医生鞠躬，这让大家有些受宠若惊。主任赶紧回了一声"你好"，管床医生也连忙指着椅子，让她坐下。

文景绕过门口的医生，坐到主任对面那张专门为她准备的椅子上。椅子前面是长桌，她坐下来后将双手放到桌子上，腰板挺得笔直，像课堂上被老师表扬的学生。

我记得上理论课时，老师讲过有情绪障碍的患者在症状间歇期，情绪和行为通常都会很正常；但有时候，住在封闭病区的患者，为了逃避住院，经常会在医生面前掩饰，不让医生看出来她真实的情绪和行为。文景目前到底是处于疾病间歇期的稳定状态，还是为了逃避住院而在掩饰病情，从表面看，目前很难判断。

"文景，"主任望着病人，半倾着身子，用低沉的声音友好地问道，"你是昨天夜里三点多来的？"

"是的。"病人平静地回答。

"发生了什么事，怎么会在半夜里来？"

"我也觉得莫名其妙！"病人有些愤怒，"白天我和妈妈吵了一架，夜里二舅就带着几个壮汉冲到家里，强行把我拉到这里来。"

"那你觉得自己生病了吗？"

"最近，我是有点心情不好。"

"怎么不好？"

"昨天，我和妈妈吵架，没忍住推了她一把，我知道这样不对，不应该对她动手，但也不至于让他们像对待疯子一样，半夜三更强行把我绑到这里来。"

她克制着愤怒，尽量让自己保持平静。

"你觉得自己没病，是被他们不公正对待了？"

"我不否认以前我是有些抑郁，有时也会控制不住情绪，还主动找过心理医生。但昨晚，他们用那种方式——在我只穿着一件大背心快要睡觉时，一帮壮汉冲进我的房间，强行把我抬出来塞到车上——把我拉到这里关起来，这真的让我难以接受。"

她压着声音，气息急促，有点颤抖。

"这种方式，太侮辱人格，太有伤尊严，我还是一个女孩子——一个没有男朋友、没有出嫁的女孩子……"

她描述的场景很有画面感，她昨天的经历像电影一样在我脑海里闪过。

如果她真的仅仅是因为和母亲吵架，就被强行拖到医院，那的确很让人生气。但主任似乎不太相信仅仅因为这一点，她就会被家人在夜里强行送来。

"昨晚被送到这里来，真的只是因为和妈妈吵架吗？"

病人没有回答，过了好久，才沉默着点了一下头，很明显昨天的事就像扎在她身上的一根刺，碰一下就会痛。

"那你对于住在这里，有什么话想和我们说吗？"

文景叹了口气："如果他们好好和我说，要送我来医院，我也不是不愿意，但用这种粗暴的方式把我绑来，真的让我很难接受。所以他们刚把我架进来时，我就使劲反抗挣扎，想要逃出去。但我一进来，你们那个大铁门就立即锁上了，门口还专门坐着一个守门人。"

她委屈得说不下去了，长长的睫毛垂下来挂着泪。

主任认真地听着，对病人的情绪全盘接受。

"医生和护士看到我挣扎，以为我病得很严重，就把我架到重症监护室，按到床上绑起来。我很委屈，大哭了一会儿后，就慢慢平静下来。护士看到我不闹了，就把我解开，但这时，天已经亮了。"

她望着空中，长长地舒了一口气。难熬的一夜终于过去了。

"那你能谈谈以前的情况吗？"

"可以。"她抽出几张纸，擦了一下滑到唇边的泪。

天亮之后，她没有吃一口食物，也没有喝一口水，就那样一直默默地坐着，直到管床医生把她带过来。

现在，她终于受到了重视，有这么多医生听她说话，她就像个委屈的孩子，伤心的泪水如小泉般源源不断地涌出来。

她擦了擦泪，坐直身子，红着眼睛叙述起往事来。

她十三岁那年，父亲得了肺癌，一年不到就病逝了，从此，家里就只剩她和妈妈两个人。母女俩相依为命，日子过得很是艰难。妈妈一个人供她上初中，上高中，又上大学。时间一晃，很快就过去了十几年。

这十几年，她像所有没爸爸的孩子一样，敏感、脆弱、渴望父爱。遇到困难的时候，她希望能和别人一样，有个强大的父亲走过来，轻轻拍拍她的头，然后对她说：女儿，别怕，有爸爸在！但她永远都不可能听到这句话，因为爸爸活着的时候，也从来不会这样对她。受了委屈，她常常一个人躲起来偷偷地哭，哭完了就若无其事地出现在人们面前。所以，在别人的眼中，她一直都像个没心没肺的人。

她大学毕业后，去北京找了份工作，但因压力太大，常常焦虑失眠。为了让自己尽快好起来，她看过几次心理医生，医生说她得了抑郁症，需要药物治疗，她就断断续续吃了几盒药。后来，她在网上看到心理治疗有好处，就又去心理咨询机构做心理治疗。她做了几个疗程，花了不少钱，但那微弱的治疗效果，终究还是没能抵挡住巨大的工作压力，最后，她还是力不从心辞了职。

这些年，她在外面学习和工作，生活习惯已经完全和妈妈不一样了。但回到家里后，妈妈还是像小时候一样管制她，为此，两个人经常吵架。

"昨天下午，妈妈又和我吵了一架，吵得十分激烈。我没忍住推了她，弄疼了她的胳膊，夜里，舅舅就带人强行把我绑到这里来。"

"就仅仅是因为这件事吗？"

绕了一圈，又回到了前面的问题上。

"昨天就是因为这件事。"

她围绕着这个话题，又把昨天的事说了一遍：

"以前，我十分希望能来这里看病，跟妈妈提过很多次，但她总是不同意，总觉得我压根儿没有病，只不过是在和她闹脾气。昨晚却因为白天那点事，大半夜把我绑到这里来。要是他们好好和我说，想带我来看病，我也不至于这么生气。"

她皱起眉头，两边的眉毛锁在一起。主任往椅子后面靠了靠，宽慰地说：

"虽然他们的行为很粗暴，让你很生气，但从结果上看，反倒成全了你之前的愿望，让你有机会住到这里来看病。"

"这样理解的话也没错，所以我住进来哭了一会儿后，就平静下来了。我想,既然已经来了,那就安心治疗吧。不过,我想……"她抬起头,迅速扫视了在座的所有人,话到嘴边,又咽了回去。

"你有什么想法,都可以说出来,"主任离开靠背,向前探了一下身,离病人近了一点,"如果能帮助到你,我们会尽量来解决。"

病人迟疑了一下说:"有些事,我不想当着这么多医生的面说,能不能帮我找个心理医生,我想和心理医生单独谈谈。"

"好的,没问题,"主任果断地答应了,"等查完房,我们就帮你安排。"

主任和文景的谈话十分顺畅,该问的问题主任几乎全问了,该答的问题病人也几乎全答了。对于疾病的诊断和治疗来说,目前的谈话已经能够提供足够的依据。后面还有病人等着要查,所以接下来主任问了几个关于精神疾病鉴别诊断方面的问题后,就让管床医生送她回病房了。

文景离开后,主任看着她的病历夹总结说:

"这个病人在查房过程中思维清晰,语言表达流畅,除了情绪问题,再没有发现别的精神症状,她目前的主要问题集中在和母亲的相处方面。她说起母亲时,有明显的负性情绪,要求和心理医生单独谈,所以后面做心理治疗时,可以在这方面多了解一些情况,必要时喊她母亲过来,一起问问。"

管床医生点点头。主任放下病历,开始查下一个病人。

后面进来的两个病人,都是精神分裂症患者,年龄和文景相当,但说起话来从头到尾都让人听得匪夷所思。

十二点,查房结束。

午饭过后,我们来到阳光房,一边休息,一边喝茶。

落地窗户前的角落里，摆着一个三层高的条木花架，上面放着大大小小的盆栽。我们正在谈论那些花卉时，带教老师过来，站在门口问道："下午你们谁愿意去，给文景做做心理治疗？"

我们都是转岗的见习医生，对心理治疗缺乏经验，谁都不敢贸然答应。

带教老师看出大家心里没有底气，敲敲门框，故作轻松地鼓励道：

"这个病人查房时很配合，也适合做心理治疗，你们都是有着十几二十年临床经验的资深医生，虽然才踏入精神科，但在医学上，有很多东西都是触类旁通的……"

大家仍旧默不作声。

出于强烈的好奇心和探索欲，我举起手来自告奋勇：

"我去吧！"

"好！"带教老师的目光从旁边的男医生身上，移到我身上，"你叫什么名字？"

"鲁米那。"

"好，那就这样定了，下午你去和她聊聊，如果有什么疑问当时解决不了，可以记下来后面来问我。"

"好的，"我激动地说，"我尽力而为。"

大家起哄着笑起来："鲁医生出马，还能有什么搞不定的事情，我们等你的好消息！"

重担从天而降。我不能确定下午的心理访谈会是一个什么样的结果，但我相信：我二十年的从医经验和良好的医患沟通技能，同样能在心理治疗领域派上用场。

下午三点钟,我来到活动室找文景。

我站在门口挨个望去。屋子里的病人在打牌、聊天、做手工、看电视……我望了一圈,都没有发现文景。正当我打算离开活动室到别的地方去找她时,突然看到有个角落里的窗户前,文景正独自坐着,望着外面发呆。

我穿过人群和桌子,走到她旁边:

"文景!"

她听到有人喊,转过头疑惑地望着我。

"我们可以单独谈谈吗?"

她怔了一下,但马上回过神来。

"好!"

她知道我是主任派来的心理医生,便赶快从椅子上起来,说:"我这就跟您去。"

她有太多的话想要和心理医生说,我们还没走出活动室,她就迫不及待地吐露起心事来。

"其实我特别无语,和妈妈吵架,都是因为一些小事情,"她一边走,一边说,"我真的不想再和她生活在一起了,但又没办法现在就离开……"

她心里积攒的东西太多了,像一团沉重的乱麻,而那些乱麻正是让她坐卧不安的源头。

我们路过大铁门,她看了一眼守门的阿姨,话说到一半突然停下来。

我知道她是想起了夜里才来时的情景,果然从门口过去后,她便愤愤不平地说:"来到这里,手机也被没收了,感觉就像蹲监狱。"

我们穿过长廊，往她的病室走去。

她抱怨了几句医院后，又控诉起母亲来：

"她总是把自己的欲望强加到我身上，所有的事情都必须让我听她的，凡事都要她说了算，就算芝麻大的一点事，也要横加干涉。"

心理学家弗洛姆曾说：教育的对立面是操纵，它出于对孩子潜能的生长缺乏信心，认为只有成年人去指导孩子该做哪些事，不该做哪些事，孩子才会获得正常的发展，然而这样的操纵是错误的。可惜，并不是所有的家长都能意识到这一点。文景已经快三十岁了，她母亲还想大包大揽。

文景住在第四病室，到了门口，我刷了一下门禁，咔嚓一声门开了，文景走在前面进去，我跟在后面，进去后顺手将门关上。

文景走到自己的床前，拉了一下床单，坐到床边。她对面放着一张陪床椅，我走过去坐到那张椅子上。

下午的阳光从玻璃外照进来，照到我和文景之间的那条过道上。她望着我继续说：

"她对我所有的事情都要指点，连梳头这样的小事情，都要我必须按着她的喜好来。比如头发中间要分开一道缝，她就站在旁边盯着，让我一遍一遍分得笔直才肯罢休；要是在外面拍照，她就指定一个姿势让我摆拍，如果我摆得不对，她就生气。生活中吵吵闹闹，都是因为这样的小事情。后来，我实在忍受不了，就会和她发脾气。"

她爸爸去世后，妈妈就和奶奶一家变得水火不容。婆媳姑嫂之间原本就有矛盾，没有了中间人的黏合，双方就完全变成了仇人。

"妈妈心里积怨很深，经常会在深夜哭泣，有时候她不高兴，就会拿我出气，不是打我，就是骂我。我挣扎反抗，委屈难过，可是谁都不在乎我的感受。我生病的时候，在床上疼得打滚，她从来都视若无睹。"

她哭了，停下来用袖子擦泪。

我望着她，静静地听着。

"昨天夜里，我穿着吊带和短裤，快要睡着时，二舅突然领着四五个壮汉，把我绑到车上，我连换衣服的机会都没有，连女性最起码的尊严都没有……"

她又绕到了这个话题上，新鲜的伤口最让人疼痛，她的半条袖子都被泪水浸透了。

我递给她一包纸巾说："用这个吧。"

她说了声谢谢，接过去后抽出纸来擦泪。

二〇一九年早春的一天，她发现自己心烦意乱、忧伤苦恼，觉得人活在世上毫无价值和希望，生出悲观绝望的念头，觉得无比痛苦。这时，她意识到自己的心理出了问题，于是决定去医院。

她到医院挂了心理科，给她看病的医生说："你患了焦虑症和抑郁症。"从诊室里出来，她就给妈妈打电话，问妈妈要不要听医生的话，吃些抗焦虑、抗抑郁的药。

妈妈正在外面游玩拍照，接通电话说："不要，没事儿，你过几天就会好。"说完，便匆匆挂了。

她听到手机里传来嘟嘟的响声，木然地站在门诊大楼后面的河边。这时，她看到河面上有鱼儿成群结队地从水中游过，突然觉得十分孤独悲伤，有种想要从那里跳下去的冲动。

"在我生病的时候,一个可以依赖的人都没有。那一瞬间,我觉得活在这个世上,真孤独。"

泪水又顺着她的眼角流下来。

"那天,直到很晚,妈妈都没有给我打电话。而她生病的时候,我请假陪她去北京、去上海,她怕花钱,我说没关系,身体健康比什么都重要。可是,我生病时,她却……"

她伤心得说不下去了,内心的天平早已倾斜,冷漠的事情绝不只有这一件。

小时候,她被寄养在外婆家。到了上学的年纪,就由外婆来接送。回到家里,也是外婆一个人陪着她。妈妈下班回来,吃完外婆做的晚饭后,就坐到床上看电视、玩手机。爸爸下班后,也是先去他的父母家吃晚饭。三人很晚才回自己的家,爸爸妈妈都不问她学校里的事,也不辅导她做作业。

那时,她并不觉得这有什么不好,可渐渐长大后,她越来越觉得自己的家不像家,而像旅店,她和父母就像到那个旅店里过夜的人。

她模模糊糊记得自己被表哥和堂哥欺负,他们敲她的头或者踢她的腿,她无力反抗,就委屈地哭着跑到爸爸跟前去。

姑姑和伯父看到侄女哭,不去教育自己家欺负人的男孩子,却训斥起受了气的小侄女。她希望爸爸能护着她,但爸爸却站在旁边一句话也不说。

妈妈对别人热情,也胜过对她。有天,妈妈终于开火做了一次红烧肉,但让她全都端给邻居的爷爷家,她站在一旁馋得流口水,妈妈却没让她尝一块。

爸爸去世后，妈妈调动了工作，说这样可以方便照顾她，但在她的记忆中，妈妈连一顿早餐都没有给她做过。

上高中后，她家离学校比较远，晚自习一直要上到九点钟，同学都有家长接，唯有她永远都是一个人回家。

中元节，她去给外公和爸爸上坟，跪了一会儿，回到家里时，发现膝盖青了，皮下全是瘀血。她担心血液系统出了毛病，问妈妈能不能陪她去趟医院，妈妈低头玩手机，冷冷地说："我有事，你自己去吧！"

"我一直……一直就那样……一个人熬过去了……"

妈妈一直陪在她身边，但冷漠无视。情感的缺位，让她成了心理上的孤儿。

爸爸去世后，妈妈心情一有不好，就拿她出气，她每天都胆战心惊。妈妈打骂得太厉害，她就反抗。她一反抗，外婆和舅舅就都合起来指责她。

"好吧，我错了，一切全都是我的错。但为什么他们都只看得到我的反抗，而从来看不到妈妈对我的打骂！"

爸爸在世时，他们和姑姑家住在一起。伙食费、水电费和物业费都是两家共同承担，但她家总是比姑姑家付得多。后来他们分家了，一切就都各付各的。可妈妈对过去那些不公平的事总是念念不忘，每次说起，都会恨得咬牙切齿，说着说着就暴跳如雷，颤抖哭泣。

她劝妈妈说，过去的事情就放下吧，可妈妈总是放不下。

她和大姑家隔着一堵墙壁，妈妈常常夜里醒来，拿着锤子砸墙。她从梦中惊醒，吓得蜷缩在被窝里，一动也不敢动。这时，她听到黑暗里传来妈妈的哭声：悲伤、低沉、绝望、压抑，充斥着死亡的气息。

她感到十分恐惧，觉得妈妈心里病了，便劝她去看心理医生，但妈妈却说："我很好。"

妈妈一生气，家里就会"地震"。她劝妈妈不要总是暴跳如雷，但劝着劝着，却发现自己也变成了妈妈的样子。

后来，她考上大学离开了家。到了外面，她看到一个完全不同的世界。学校离家很远，她一学期只回一次。离开妈妈后，她感到前所未有的轻松，对妈妈的反抗情绪也慢慢减少。

妈妈常常跟她说，不要跟男生在一起，不要跟男生说话。她问妈妈为什么，妈妈说怕她走弯路。她就听妈妈的话，一直跟男生保持着距离。直到猛然间，她才发现身边的同学和朋友都已经结婚生子。

她大学毕业后去了北京，在人才济济的大都市，本科生只能是个打工者。工作这些年，妈妈就催她三件事：买房，找对象，考编制。

她在设计院工作，签的是第三方合同，妈妈觉得这份工作不稳定，劝她赶快考编制，但她觉得同事、领导和工作氛围都很好，工资也够用，用不着那么焦虑。可妈妈说这怎么行，没有编制你就是个局外人。

妈妈催完她考编制，就催她找对象。

她说："妈妈，这些事情你不要总是催我，机会来了，我自然会抓住，也会去努力。"但妈妈还是每天给她念紧箍咒。

后来有一天晚上，大领导看到她加班，就走过来说："文景，我怎么看到你天天在加班，是不是主管剥削你？"文景赶忙说："没有没有，都是我自愿的。"可是，在她做完手头的那个项目后，主管还是把她的工作量缩减了。

闲下来后，她想起妈妈天天念叨的那句话，突然觉得自己真的变成了公司里的局外人。

她感到失落沮丧，意志消沉，之前的干劲再也提不起来了。她意识到自己的情绪出了问题，偷偷请假去医院，吃了几盒药，也做了几次心理咨询，但微弱的治疗效果还是撑不起繁忙紧张的工作。

她渐渐力不从心，工作效率一落千丈。终于，她撑不下去了，觉得自己成了废物，于是自责愧疚，辞职离开了北京。

关于找对象，妈妈给她提了三个条件：不能找农村的，不能找有兄弟姐妹的，不能找父母不健全的。她觉得这些都不重要，只要人好，就都可以考虑。但妈妈不同意，每次看到她的同学和朋友，都会重复那三条，慢慢地，就再也没有人敢和她交往。

完美的人生，在每个时刻都会拥有诸多的选择权，可是她没有。妈妈想为她打造一个"完美人生"，她所走的每一步，都是妈妈的指令和选择，但结果却是，剥夺了选择权，把她逼上了相反的路。

她辞职待业后无事可做，就在家里给妈妈做午饭。妈妈十二点下班，回来时要准时吃饭。有时她看电视忘了看时间，妈妈回来看到饭还没做好，就冲她发脾气。现在一到饭点，她听到客厅里有动静，心就咚咚直跳。

她变得更加烦躁焦虑，不愿意再逆来顺受，就开始奋力反抗，像一根弹簧，妈妈一说话，她就形变，然后狠狠地弹出去，释放压抑的负能量。

妈妈看到她像变了一个人，便开始示弱。强势和示弱都是控制，尤其是有人在场的时候，妈妈便示弱到极致，让所有的人都觉得她受了委屈，想要替她出头。

外婆和舅舅看到她反抗，就觉得全是她的错。她很难过，事实是什么，妈妈完全可以说出来让大家评评理。可是，妈妈不说话，大家的枪口就都指向她，所有的子弹就都打在她身上。

表弟患了抑郁症，亲戚朋友全都让着他，但生病了的孩子还是动不动就发火，并常常用刀划自己的手腕。

她和表弟因为要不要保留外公遗物的事情起了冲突，后来二舅和舅妈就都把表弟自残的责任推到她身上。

"其实，抑郁症这种病，也不是吵几句架就能得，但当所有的人都在指责我时，妈妈却站在旁边一言不发。"

她没有争吵，也没有争辩，只是默默地听着。表弟拿刀自残，她也心疼，只是深夜辗转反侧，觉得无人关心自己，无比伤感。

表弟手上的刀疤添了一道又一道，每添一道新口子，家人就来找一次她妈妈，轮番逼着她去给表弟道歉。

"若是道歉能治病，那这个世界上，恐怕就没有抑郁症了！"

该保护她的人，在她需要的时候，总是在沉默。

"唉！"

她叹了口气，无比伤感。

"昨天具体发生了什么事？"

"其实，也不是多么重要的事……"

母女之间的分歧和矛盾由来已久,昨天的事情,不过是长期积压的情绪彻底爆发。

"外婆生了三个孩子,妈妈是唯一的女儿,从小娇生惯养,直到现在连洗衣服、做饭都不会。二舅更是觉得妈妈没能力处理家务事,所以我家的事他处处都干涉。

"就在我和妈妈吵架的前一天晚上,我让妈妈帮忙收下晾的衣服,第二天早上,我来到客厅时,却看到干衣服和湿衣服混在一起,全堆放在沙发上。

"她不会做事没关系,这样收晾的衣服,我也可以忍。但她过不好自己的生活,却还要处处控制我!"

她想学滑冰,妈妈说不可以!她想学跳舞,也不可以,她想去旅游、学英语,全都不可以。她不想学古筝,妈妈却非逼着她去学。她不想买房,妈妈也只看了两次,就定下了。

买房得花多少钱!她说:"妈妈你留点钱吧,我还要看病。"妈妈却看都不看她一眼,说:"你那算什么病,没必要花冤枉钱。"

"她永远都在控制我!"

控制的枷锁,比虐待更可怕。两个相依为命的人就这样,一直在互相驳斥和阻扰中,筋疲力尽,两败俱伤。

"你爸爸走得那么早,妈妈为什么没有再找一个人呢?"我问。

"爸爸刚走的那几年,妈妈一直走不出来。后来,她遇见了一个人。有一天,我们一起去吃饭,那个男人对妈妈说:'我儿子以后要结婚买房,你得掏点钱'。饭桌上妈妈没有说什么,但回来后就和那人断了联系,从此再也没有找过别人。"

时间已到黄昏,血红的霞光从玻璃窗外照进来,照到了文景脸上，让她看上去很悲凉。

她花了很长时间，告诉我那些生活琐事，还有琐琐碎碎的感觉。她很难过，时不时停下来擦眼泪。

她活得战战兢兢，不敢有任何自己的想法，也不敢做自己的主。在母亲过度控制的牢笼里，她不是逃离，就是被击垮。母亲过多的干涉，让她遇不到爱情，也遇不到幸福。她悲伤、怨恨、失落、愤怒，但这一切，似乎都集中在一个焦点上，那就是她一直在和母亲战斗。她恨妈妈，但最后却变成了和妈妈相似的人。

我回到办公室，迫不及待地想把我和病人的谈话分享给老师和同事，但办公室里却没有一个人，病人已经开饭了，他们都到活动室里去查看病人进餐的情况了。

4 顺境中的疏忽

漫长的酷暑，正值最热的时候，太阳焦烤着大地，花草树木有气无力地垂下了头，空气中弥漫着层层热浪，让人喘不过气来，人们纷纷躲在室内避暑。

这是一个可以和病人好好谈谈的下午。三点钟，医生们都集中在会议室，静待贺主任查房。

贺主任坐在会议室门口的一张靠背椅上，低头和旁边的一位博士交谈。我们七八位转岗医生坐在他对面，静静地等着。这是我们第一次参加他的大查房，心里充满各种期待，希望他能告诉我们一些注意事项和其他经验，但他既不抬头看我们，也不和我们说话。

不过，这并不影响他在大家心目中的权威形象。主任剃个光头，睿智的脑门闪闪发亮，鼻梁上的黑框眼镜，让他看上去显得更加深沉和富有学识。他看病历时，把眼镜摘下来放在一旁，思考问题时，表情很耐人寻味。

管床医生汇报完病例，病人就被另一位医生带了进来。

"你叫林岚，是吧？"贺主任翻着病历，侧着脸问新来的病人。

"嗯。"病人点了一下头。

"坐下吧。"

病人惴惴不安地坐到贺主任斜对面。

这是一个二十三岁的女生，身材高挑，留着短发，睫毛很长，消瘦的瓜子脸上配着小巧的五官，看上去秀气文弱，但穿衣打扮完全是个假小子的模样。

"是爸爸妈妈带你来的吗？"

女生躲闪着眼神，没有回答。

贺主任看到她有点紧张，就问了几个日常问题，诸如"午餐吃的什么""夜里睡得好吗""中午有没有休息"等，但她仍然一概不回答。

大家不知道这样的谈话，还能不能进行下去，若是病人一直都不愿意配合，恐怕就得送她回病房去了。但贺主任一点都不着急，他时不时低头看看病历，又抬头看看病人。

"来这里的主要原因是什么呢？"他望着病人问道。

女生低头盯着桌子，照旧没有回答。

但贺主任没有再低头看病历，而是一直望着她。

病人的嘴唇却微微动着，好像和什么看不见的人在对话，等她终于对话完了，才恍然回过神来，赶忙回答贺主任：

"是妈妈带我来的。"

她回答得很仓促，似乎之前的问题，并不是她不想回答，而是因为她在忙。

"什么原因呢？"

"因为我老控制不住去想一些东西。"

"可以具体点，举几个例子说说吗？"

"嗯，好。"

女孩直起腰来，往前挺了挺肚子，又将两手抬到胸前，手指对着手指，在空中环了一个球。

"我想要做到最完美，我想要做到最好，我想要自己成为全世界最好的——评价在所有人之上，我想当神！"

她回答问题时，一直保持着那个挺身环球的姿势，看上去有点奇怪。

"还有呢？"

"我既有男尊女卑的思想，也有女尊男卑的思想。"

"这不是互相矛盾吗？"

"对呀，非常矛盾，所以我才有问题。"

"还有哪些比较矛盾的想法？"

"我既是人，又是狗，也是'抖M'（指有受虐倾向的一种人）——就是在心里，我想当一只狗——母的狗。我想当狗，但又不愿意，因为我作为人的自尊心还在，还是想继续保留人的身份。"

"嗯。还有呢？"

"我要当少年狂，我要穿很多漂亮的裙子——公主裙、蓬蓬裙、百褶裙、迷你裙、喇叭裙、旗袍裙，还有好多华丽的裙子，像蛋糕一样的花纹……我从小就喜欢各式各样漂亮的裙子。"

"女孩子好像都比较喜欢这些。"

"我想当主角，当这个世界的主人，凌驾于所有人之上。"

"除了这些，你有没有相反的、矛盾的、不同的想法？"

病人怔了一下，似乎没有听懂贺主任的意思。

贺主任解释道："就像你前面说的几点：人跟狗之间是对立的，神和'抖M'是对立的。你想凌驾于别人之上，却又觉得自己不如别人。"他放慢语速，以便病人能更好地理解："就是类似于这样的对立矛盾的想法，你还有吗？"

"有。"

病人听明白了贺主任的意思。"我觉得自己是世界的王，是主宰一切的神，觉得所有的人都在我之下，但我又害怕和别人说话，害怕和别人接触，别人稍微凶一点、凌厉一点，我就很害怕。"

她蜷缩了一下身子："我也害怕别人知道我内心真实的想法。"

她像被人看穿了内心似的，眼神躲闪，不敢抬头。

"有时候，你会害怕别人的一些话，害怕别人的一些眼神？"

"是的，我觉得别人能看出来我的想法。别人知道了我的内心，就会很鄙视我。这些想法一直缠绕着我，让我很苦恼，可我总是控制不住地去想。我一直想在所有方面都做到最优秀，但现在却什么都不是。"

她很沮丧，将头垂得更低了。

"你想要自己做到最好，但现实生活中并不是这样。你怕跟别人接触和交流，别人的一些动作、一些眼神，又让你觉得别人是在针对你，并且你也担心别人知道你内心的想法……"

"不好意思，"她抬起头，"我刚刚没有听。"

她侧着头，将一只手放到耳朵旁，似乎在听别的什么声音。

"相对来说，你比较封闭，虽然你有很多想法。"

"是的。"她的注意力回来了。

"你希望自己高高在上。"

"是，我不仅想当神，我还看不起男人。"

"男女是平等的，为什么看不起男人？"

"我希望自己的想法是男女平等，但从小时候开始，我就想当神。男人对我来说就像玩具，在我眼里简直不值一提，只有女性才是我想成为的人——各种女性，各种女性角色也好，现实中的人也好……"

她说得有点杂乱，贺主任打断她："你大学毕业了吗？"

"刚毕业。"

"拿到毕业证了吗？"

"拿到了。"

她并不偏执，贺主任转移话题后，她也立刻结束了前面的话。

"你觉得自己状态不好，最早是从什么时候开始的？"

她又走了神。"不好意思，我刚才没注意听。"

她侧着耳朵，努力地聚精会神，但似乎总有什么东西把她的注意力吸引走。

"你可以再说一遍吗？"

"我是问你：觉得自己精神状态不好，最早是从什么时候开始的？"

"高中，"她思索了一下，又说，"高一就开始了。"

"那是一个什么样的状态？"

她陷入沉思。

"我脑子里一直在不停地想东西——想我要当公主的事情，不停地强迫自己想那些事，其实在情感上，我对当公主已经看淡了。"

她停顿了一下，似乎又在听什么声音，但很快又接着说："我还不停地强迫自己——想要当主角，别人都是配角，我整天都在想这些。"

"上课受影响吗？"

"很受影响。"

"那你的学习成绩怎么样？"

"直线下滑。"

高中时，她就读的名校在本市排名数一数二，她自己的成绩在班级里也遥遥领先。她就像一只拍打着翅膀的雏鹰，在蓝天中盘旋升起，即将翱翔到更高更远的地方。但疾病的困扰，让飞翔的翅膀受了伤，她从高高的天空摇摇欲坠，可是，没有人注意到她受了伤。可怜的姑娘，在学业的重压下，仍旧得拼命地飞。

终于，她凭着天生过人的智商和毅力，闯过千军万马的高考独木桥，击败众多竞争者，胜利地挤进了象牙塔。

如果人的一生就闯一次关，那她算得上是一个成功者，但人生的路上处处都有关卡——有的关卡是看得见的，有的关卡是看不见的。

她一路顺遂，却倒在了一个看不见的关卡上。

"这些年，实际上你受到了很大的困扰。"

"是的，我花了大部分时间想那些事。"

"那你的学习是怎么进行下去的？"

"小时候，我看了很多书，一直靠着那些，我才上到大学。"

"高考的知识点和小时候看的书的知识点，应该是不同的吧？"

她侧着耳朵，又走了神。

"对不起,我刚才又没听你说话。"

"上学时,老师讲课,你也是这样——总是听不进去?"

"那时候,我是故意没有听。"

她总是控制不住去想那些荒谬离奇的事情,她试着和自己做斗争,和那些思想做反抗,但反抗和斗争的结果,都是自己输了。那些念头,就像沼泽地里冒出来的浊气,怎么盖都盖不住。

在家里,父母和她说话时,她也沉浸在自己的思维里,听不见他们说什么。

"你觉得总是去想那些事情,有必要吗?"

"对现实生活来说,没有必要;但对我来说,是有必要的。我觉得它们必须被解答。"

"但解答了这么多年,你找到答案了吗?"

"没有,可我还是控制不住地去想。"

她抬起头来,问道:"这个时候,你的内心肯定也在骂我吧?"

贺主任望着她,没有回答。

她继续说:"因为我是鄙视你们男人的那种人,我刚刚通过我的脑海,就知道了你脑子里的想法。"

她显得很笃定,但贺主任听到她这样说,却很习以为常。

"你不说话的时候,别人会看出你内心的想法吗?"

"会的。"

她来医院的前一个月,渐渐觉得别人能看出自己的想法,就像她心里想什么,都会写在脸上一样。

"那你没有隐私了,是吗?"

"是,完全没有隐私。"

"变成一个透明人,感觉很难受?"

"是。"她沉默了。

过了片刻,她抬起头望着贺主任,问道:"你也希望自己当国王,希望自己凌驾于所有人之上,是吗?"

贺主任没有回答。

"而且,你内心深处也是歧视别人的!"她挺了挺身子,接着说,似乎很坚信自己看穿了别人的想法,"不好意思,我说得这么直接!"

"我只是普通老百姓。"贺主任微微笑了笑。显然,病人的揣测太过荒谬,他根本没有必要去反驳。

"你有这种想法也没什么错。"

他友善地把女孩的那些荒谬离奇的想法又重复了一遍,之后话锋一转:

"你才毕业,往后还有很长的路要走,这些想法,你以后可以再想,但现在我们还是活在当下,活在现实世界中吧。"

病人听着,看上去很茫然。

贺主任不管她能不能听得进去,仍继续说:"你还要找工作,以后也要组建家庭,你也是普通人,和我们大家一样,对不对?"

他想把病人拉到现实中来,但病人却不愿意。

"我不愿意相信自己是普通人,但是现在……"她沮丧地低下头,又不得不承认,"我真的很普通。"

"你不是普通的人,那你爸爸妈妈是普通人吗?"

贺主任循循善诱。

"我爸爸妈妈是普通人。"

"对呀,那你现在和他们一样,也是普通人。其实伟人很少,这个世界上伟人只有少数几个。你想当国王,国王以前有,但现在,那都是童话里的故事。"

"我就是想要自己活在童话故事里。"

"童话永远都只是童话,就像看电影,电影里的一切,也只是电影而已。"

"我希望他们是真的,因为当我觉得自己生活在童话里时,那种感觉非常美好。"

"那你有没有经历过一些强烈的、让你感到难受或者不舒服的事情?"

"当我觉得自己的想法被别人知道时,就很难受。我总觉得自己心里想什么,别人都能知道,并且觉得自己还可以做预知梦。"

"预知梦是什么?"

她没有直接回答,而是转了个弯说:"别人能看出来我在想什么,我也能看出来别人在想什么。"

她抬头望着贺主任,似乎看穿了他的心理:"就像刚才你心里在想什么,虽然你没有说出来,但我全都能看出来。"

她说这些话时,显得很自信,目光一直注视着贺主任,和刚才那个眼神躲闪的她判若两人。她的揣测很荒谬,但她看上去很坚定。

她又环起十指,向前挺了挺肚子。

"你想这些事情的时候,有习惯性的、仪式性的、程序性的、固定的动作吗?"

"有,我会挺肚子。"她往椅背上靠了一下,直起身子,又把肚子往前挺了挺。

"我们现在的这个世界,并不是我原本生活的世界,我原本生活在另一个世界里,在那个世界,我已经怀孕了。"

"所以你会时不时地挺一下肚子?"

"是的。"

"那你原本生活的世界在哪里?"

"在一个高科技的奇幻世界里。"

"具体在什么地方?"

"我不确定,就像电脑游戏里的玩家,不知道另一个世界到底是怎么样的。我不是说玩家,我是说游戏里的人物,他们不知道自己具体在什么地方。"

"那你是从另外一个世界穿越到这里来的吗?那个世界跟我们眼前的这个世界同时存在吗?"

"同时存在。"

"我们所在的这个现实世界,是一个普通的世界。"

"但我多么希望自己一直留在这个普通的世界里。"

"那你会回到那个世界中去吗?"

"会去。"

"怎么去?"

"通过跳楼的方式,才能回到那里。这是我做的预知梦告诉我的。"

"那是你梦中的景象,还是真的听到过一个声音在你脑子里这么说,或者有一个具体的场景,有个具体的人跟你说,让你通过这种极端的方式去另外一个世界?"

"我的脑子里一直在重复，不停地想来想去，像是有人在跟我对话。"

"你听到过这个声音吗？不管是谁的声音，哪怕是你自己的声音？"

"是的，我现在就能听到，他们好像还在和我说话。"

"是男声，还是女声？"

"好像是男声。"

"他们在说什么？"

"他们说，你永远都是过街老鼠，快去死吧！他们不停地骂我，说我是骚母狗，是最贱的畜生。那是一个恶毒的世界，到处都是黑暗。没有关爱，没有阳光，只有辱骂和无尽的深渊。我不想去那里，我想留在这个世界，看这个世界里的阳光，听这个世界里人们温暖的话语。可是，他们却不停地在我耳边说，你赶快去死吧，你赶快离开吧，那不是你的世界，你原本的世界在这里。我多么不想回去，我多么喜欢这个世界，可我必须回去，因为那个深渊一般的世界，才是我原本的世界。"

"这种情况最早是从什么时候出现的？"

"大概是在四天前。"

"你上高中的时候没有这种感觉吗？"

"没有，大学时也没有。大学毕业后，就是在四天前，我听到了他们跟我说话。"

"这个声音，是你用耳朵听到的，还是存在于自己的头脑空间里？"

"我感觉到我的体内有三个人：一个我想当'抖 M'骚母狗；

一个我想当公主、女王，家里所有的男人都被当作玩具，可以随便丢掉，我只想要变成女性角色；还有一个我，就是理智的我，想要过日常生活的我。"

她说完这些话，又补充说："其实我也并不想过日常生活，我还是想当公主。"

她很矛盾，矛盾得无所适从。

她又挺了一下肚子，嘴巴微微动着，似乎是在和另一个世界交流。

"你现在吃的是什么药？"

病人好像没有听见。

管床医生低声和贺主任说了几句话，贺主任听完，就翻开病历，一边看着一边说道："她吃过一段时间氟伏沙明，后来又停了。这个药物，是用来治疗抑郁症或者强迫症的，但现在，她的症状已经完全不仅仅是抑郁或者强迫这么简单……"

贺主任说到这里时，病人好像又回到了现实中。她不知道贺主任在说什么，就茫然地望着。

贺主任看到她回过神来，就放下病历对她说："要不，今天就先这样？"

病人似乎没有听懂。

贺主任接着说："你先回去，在病房里把自己照顾好，不要去管其他的事情，也不要去想那些无关紧要的事……"

不知什么时候，病人把衣服弄歪了，领口和胸前的两个扣子全都敞开了。

"你先把衣服穿好。"

病人低下头，扣上纽扣。

"以前，你的身体还好吧？"

"都挺好的。"她抬起头来。

"好，那你先回去。"

她准备起身，起来前又挺了挺肚子。"对不起！"她解释道，"因为在那个世界里，我已经怀孕了，所以我老要挺着肚子，这是他们告诉我要这样做的。"

她做完一系列指令程序后，跟随门口的医生回了病房。

"这个病人，病史四年多，目前的症状是：有一些妄想，有一些夸大的想法……"管床医生开始分析病例。

"她想当公主，想当神，但这些感情没有感染性。她有一些贬低自己的想法，想要被虐待，这可能与她听到的某种声音有关，可能是那声音告诉她的，也可能是一种继发性的妄想。她还有一些荒谬的二次元世界的思维内容。

"她说在那个世界里，她已经怀孕了，关于这一点，还存在逻辑推理问题：因为怀孕了，所以要做挺肚子的动作——这种行为，如果她不去解释，外人看上去就觉得很诡异。她还存在一些命令性的幻听：你是过街老鼠，你去死……

"在整个交流的过程中，病人的情感表现平淡，没有感染力。包括她说听到有声音让她去死，她的反应也是平淡的。她有被洞悉感，觉得自己的想法别人都能知道，也有一些仪式性的动作，可能是继发于幻听或者异常思维内容。

"她说现在是生活在两个世界，觉得现实世界跟另外一个世界同时存在，那这个症状算什么？矛盾，但又不是完全对立的。在现在这个世界她是没有怀孕的，而在另外一个世界是有的，这两个世界同时存在，是算在思维内容里面，还是多种人格？

"总体上来讲，今天的接触，病人比较合作，思维内容基本是暴露的。存在幻觉、妄想、被洞悉感，这些都符合精神分裂症的诊断。"

管床医生发表完意见后，贺主任说：

"她自己说，从高中开始就觉得精神状况不太好，但我们的记载是从大学开始——她刚上大学的时候，到现在四年时间。她上的大学，很多专业都是一本录取线，无论是她上的高中，还是大学，都是名牌学校，从这些方面来看，前期的症状应该比较轻微，并没有太多地影响学习成绩，她仍然能够维持学习能力。"

贺主任停顿了一下，盯着病历往后翻了几页。

"当时，她在家里，涉及生活能力方面的相关阴性症状——被动、懒散、跟家里人交流的情况和其他反应，具体怎么样，这些方面可以再进一步询问家属。她的症状在持续发展，很多典型的精神症状在最近才逐渐显现出来。在前期，她会控制不住地重复想一些事情，影响到她平常上课的效率。总体来说，症状是在逐渐加重，思维障碍越来越明显。大量的思维逻辑推理上存在问题，甚至是荒谬、矛盾的。精神分裂症的基本症状在她身上体现得淋漓尽致。

"什么是精神分裂症的基本症状？4A症状。其中，精神分裂症病人的矛盾性思维，不仅体现在出现矛盾性的知觉，也可以出现矛盾性的思维，还可以出现矛盾性的行为。这种矛盾性在这个病人身上体现得很明显，实际上这种矛盾性就是分裂。

"分裂症为什么叫'分裂症'？虽然这个名字很难听，但它就是病人跟现实环境之间的脱节，以及病人整个思维活动之间的脱节。这个脱节——'散'，不仅仅是自己内部结构之间的散，还有与外部环境之间的割裂，所以这种分裂的矛盾性，在很多精神分裂症病人当中都有体现。

"她的这种自我矛盾性较为明显——比如刚开始，她说想把自己变成狗，又说想做高高在上的神。在人跟狗之间转变，这很荒谬。如果病情再进一步发展的话，她的一些矛盾性意向，可能就会让她做出某种像狗一样的行为，比如在地上爬，甚至可能出现让我们难以理解的一些其他动作。

"有时候我们会在网上或者别的什么地方，看到一个很漂亮的女人，做一些很不可思议的动作，与容貌、身份、地位都不相称。但她在做那些动作的时候，可能就是把自己当成那种人，或者那种动物，这些都是矛盾的特征。

"关于空间，她的定义是'二次元空间'。她觉得自己可以穿越——通过'死亡'的方式到另一个世界去，这有可能是继发于幻听的妄想性解释。这种情况在精神分裂症患者中较为常见，且由于幻听和妄想的影响，这类患者的自杀风险较高。

"这位病人的牵连观念比较明显，被动的体验也比较突出：她不敢出门，觉得别人会知道她内心的想法。而且她说能看出来我的一些想法，她做出一些妄想性解释，说得似乎煞有其事，但实际上我心里所想，根本不是她说的那回事。

"她在那些思维障碍的基础上，又继发性地出现一些强迫行为，比如挺肚子。她内向性的思维体现在平常生活当中：基本上与这个世界割裂。在家里，她不会与外面有正常的接触，因为她觉得外面人看到她时，她整个人的内心都会被洞悉。这种被动的体验，影响她与周围的正常联系。她整体上是一种慢性病容：情感平淡。"

分析到这里，贺主任抬起头，看着对面的我们，终于给我们训话了：

"你们要去各个病区见习，到了这里，就应该去病房里多看看。平常下午有时间，就多去和病人接触，而不是坐在办公室里。书本和真实的病人之间，还是存在很大的距离，如果不是真正去接触，你很难直觉地感受到精神科的病人到底是一种什么样的状态。

"我们查房的病人，叫什么名字，你们记录下来，查房结束后，可以再次去看他。如果病人没有被带着外出，或者没有去做检查，你们就可以去亲自问一问，听听他们会说些什么，然后回来后再看看病历，看看我们的治疗方案，看完再去接触接触病人。

"精神疾病的基本症状学内容，在各个病区可能也存在不同。你们有机会去各个病区，就会看到女病人的症状跟男病人的症状，可能也会不一样。同样是幻听症状，男病人的症状比女病人的症状可能更丰富、更生动。

"思维联想过程中的4A：一个A是矛盾，一个A是内向，一个A是淡漠，还有一个A是联想。思维联想障碍实际上应该是这种联想，联想就是逻辑推理，这个病人的思维联想障碍十分突出，精神分裂的症状基本囊括。

"前驱期——伴有强迫症状,这不一定是真的强迫,而是一种矛盾性的思维。她是控制不住的——这种感觉运动门控的损害、过滤无关信息闸门的损害,是我们的大脑里面有几个阀门坏了,让这种信息轻易闯入。

"这个病人,太可惜了。我想,她的家人可能意识到了她的问题,但一直舍不得带她来医院。她早就该好好来治疗。对于她,一般药物可能不行,得做电休克治疗。今天来不及的话,完善检查后,下周就做……"

贺主任合上病历,放到一旁。接着拿起下一本病历,开始倾听另一位管床医生汇报下一个病人的情况。

但我坐在那里,很久都没有从这个病例中走出来。

我想起有个朋友曾跟我说起他堂弟,说堂弟是个货车司机,但最近告诉他,自己正在秘密执行一项重大的国际任务,经常会见欧美领导人,还可以和死去的伟人对话,并且正在和一个死去的女孩进行灵魂交流。

我听完后告诉他:你的堂弟可能患了精神分裂症,得赶快去医院。他把我的话转告给堂弟的家人,家人却说,"不要紧,过些日子自己就好了"。但过了些日子,他在高速公路上行驶时看到路口有警察,以为警察是来抓捕自己的,就踩足了油门,从高速上冲下去……

朋友的堂弟和刚才的这位女孩,他们的家人对待疾病的方式都是拖延。在疾病的早期,他们都选择了忽视。那个女孩的父母,在最开始,可能也是抱着"过些日子自己就好"的期待,等着孩子自己变好。可最终,拖延的后果,不是酿成大祸,就是无法收拾。

实际上,精神疾病也是病,自愈的可能性比较小,需要及时治疗。

5 爱情暴风雨

"管小贝，女，二十二岁，职业：护士。因情绪低落，服用过量安眠药，半天后被送急诊洗胃，之后三小时入院……"

管床医生读着用废旧的A4纸打印出来的首次病程记录，读到现病史部分时，门口的丽塔医生起身出去接病人。她走到门口，按了一下墙上的按钮，门咔嚓一声开了，就轻轻出去，将门拉上。

管床医生继续读道："患者服用14片艾司唑仑后，立即打电话给朋友，家人和朋友赶到时，患者已经昏迷，被紧急送往人民医院急诊科洗胃、促醒、留观。患者清醒后，生命体征平稳，转入我院精神科……"

在精神科，因服药自杀而入院的病人，为数不少。

世界卫生组织的统计数据显示，2019年，全球有70万以上的人死于自杀。根据世界卫生组织公布的数据，2019年我国的自杀率约为6.7/10万。自杀者多选择服毒（药）、自缢等方式，自杀未遂人数远远多于自杀死亡的人数。虽然我国已不是高自杀率国家，但由于人口基数庞大，每年还是有数以万计的人死于自杀。

这个二十二岁的女孩在服药后，又给朋友打了电话，表明她并不是真的想死。自杀者的心理大多会呈现出矛盾状态：想以死来摆脱困境，让生活中那些无法摆脱的困难在死亡中消失。但死亡又是那么可怕，所以他们想要解脱的同时，又渴望获得帮助。

管床医生汇报完管小贝的病例后，贺主任就拿起病历夹阅读起来。他近视得很厉害，眼睛几乎要贴到纸上去，但不知为什么，总喜欢在看病历的时候把眼镜摘下来。

我旁边的几位医生，都低头沉默不语。大概因为这个病人是护士，和我们是同行，所以大家都有点兔死狐悲、物伤其类的感觉。大家默默地坐着，等病人进来。很快，丽塔医生扶着病人进来了。

那个自杀未遂的护士，倚靠在丽塔医生身上，有气无力地拖着沉重的步子，跌跌绊绊地进来，眼见就要跌倒，管床医生连忙上去帮忙，和丽塔医生一起将她搀扶到椅子上。病人碰到椅子，就一下子瘫倒在上面。

她太虚弱了，坐在椅子上直不起腰来。她头发凌乱，面色憔悴，口唇上泛着白色的浮皮和裂纹，身上套着的一件鲜黄色的防晒衣，将皮肤衬得格外苍白。

贺主任放下病历，戴上眼镜转头望着她问道："你昨晚发生了什么事，可以说说吗？"

病人半闭着眼睛，一动也不动，失去生趣的脸上只有淡漠的表情。不知道她自杀是想摆脱痛苦、逃避现实，还是在表达自己的困境，向外界寻求帮助和同情？抑或是她想通过自杀的行为来影响或者操纵什么人？还是仅仅为了某种目的而产生的一时冲动？

"说说你昨天发生了什么事？"贺主任向前靠了一下，换了个姿势，再次问道。

管小贝的嘴唇微微颤动了一下，但仍没有说话，她看上去是一副生无可恋的样子，让人实在猜测不出来她自杀的动机到底是什么。不过，幸运的是，命运之神已将她从死亡线上抢救了回来。

"你昨天吃安眠药了？"

"嗯。"病人垂着眼帘，终于点了点头。

"为什么？"

她又不作声了，长时间地沉默着。

周围的一切都寂静无声，我实在看不出来她在想什么，只看见她那长长的睫毛覆盖住了整个下眼睑。

自杀者的理由成千上万，可总结起来，都具有一种共同的心理特征，那就是孤独。她看上去像个沉默无语的塑像，大概觉得这个世界上谁都不理解自己，谁也帮不了自己，所以干脆自我封锁起来。

"说说？"贺主任望着她，耐心地等她说话。

过了好久，"塑像"终于动了，张开嘴巴轻声说道："因为她说要和我分手。"

她细弱的声音有气无力地飘出来，像灰烬一样撒到房间里。

"是什么时候跟你说的？"

"昨天上午。"

"上午说完，下午你就吃药？"

"对。"声音有点哭腔。

"她是你以前的女朋友吗？"

"嗯。"她用鼻声回答。

听到贺主任问她"女朋友",我以为是他发生了口误,可接下来,我却听得明明白白,他们谈论的就是她的"女朋友",而不是"女性朋友"或者"男朋友"。这让我有点吃惊,我没料到眼前的这位同行,性取向竟然是同性。

同性恋在今天已不是什么新鲜词,有越来越多的国家和地区逐渐通过同性婚姻合法化,让这个群体受到更多人的关注。但在我们国家,对大多数人来说,同性恋仍旧像个谜。

谈话进行得很艰难,贺主任每问一个问题,都要等待好久。病人太过虚弱,说话时总是断断续续,声音细微又颤抖,就像冬季的鸟儿瑟瑟发抖的叽叽声。

精神科的谈话,基本上都是悲伤的回忆,是病人撕开了心里的伤疤给医生看,这听上去有点残忍,但要得到疗愈,必须得狠下心来刮骨疗伤,或者切开伤口引出脓液。

虽然病人很悲伤,不愿意露出自己的伤口,但贺主任还是坚持问道:

"她是你以前的室友?"

"……"

"是你的大学同学?"

"……"

"是你的同事?"

"……"

"还是,她是别人介绍给你的?"

病人统统没有回答,纹丝不动地呆坐在那里。

我料想，今天的谈话，可能进行不下去了。

贺主任无奈地回过头，重新盯着她的病历夹。

我们在座的医生都以为病人恐怕不会配合了，就低头去想别的事，有一个医生甚至已经开始准备下一个病人的汇报资料了。但不知为什么，过了一会儿，管小贝却突然开口回答道：

"都不是，她是我谈了五年的女朋友。"

她突然抬起头来，脸上没有一点血色，两只大眼睛呆板地望着前面的空气，开始喃喃地诉说起来。

我们惊得抬起了头，全神贯注地望着她，听她诉说那并不久远的往事。

"我吃安眠药，并不是最近才有的事。早在一年前，我发现自己动不动就会生气，一不顺心就会发脾气，意识到自己心理出了问题，就去综合医院的心理门诊去看病。那时候，我女朋友陪着我一起去。我挂不到号，她就帮我去挂号；我排队等候，她就站在我身边，和我一起等候；我进去看病，她就在门口等我出来；我开了药，她就拿着单子去给我缴费……"

她沉浸在消逝的美好中，悲伤得难以自拔。

"我在心理门诊开了药后，断断续续服用了几个月。后来有一天，我上班时不小心崴了脚，导致骨折，就请了病假。伤筋动骨一百天，我在家里一躺就是几个月。那几个月中，她对我特别好，每天都会给我打电话，嘘寒问暖，我们经常语音聊天或者打视频；休息时，她就会来家里陪着我，会给我带各种零食和小礼物。虽然我病了，躺在家里不能外出，但心里却十分快乐，我觉得自己是个幸福的人，我希望那种感觉能一直持续下去。后来有一天，我吃完了心理科开的那些药，觉得没必要再继续吃，加上我脚伤受限，去医院开药不方便，就没有去开了。可是，不知为什么，后来一切就又都渐渐变了……"

她颤抖着，有点说不下去了。

"你都吃了些什么药？"贺主任问。

"最先是黛力新，后来是盐酸氟西汀。"

她对药物的名称、剂型、剂量和服用过程，都表述得很清楚，完全是一个医疗专业人士的表达方式。

"你是从事什么工作的？"虽然大家都已经知道病人是护士，但贺主任还是亲自问了一遍。

"护士，"病人的声音突然有了力气，听上去很坚定，"我在医院里上班。"

这句话就像个暗号似的，让医患双方一下子亲近起来。

"你自己是护士，"贺主任用对自己人说话的那种口吻对她说，"你也知道好多药，是不能随便多吃的，为什么还……"

"是，我知道不能那样吃，所以我才吃那么多，并且吃完后还喝了酒。"

过量的安定类药物，和酒精加在一起，会加重中枢神经系统的抑制，严重时可能出现昏迷，甚至死亡。

"我以前也做过这样的事，但那不是为了自杀，而是为了睡着。"

以前那次，是四月里一个樱花烂漫的春日，她和女朋友约好一同去郊游。她们手挽着手，走在开满樱花的路上，望着头顶遮满天空的粉色花朵，闻着阵阵扑鼻的花香，在金光粼粼的旭日中，悠闲自得地走着，一路走，一路说着话，但不知为什么，说着说着,她们就吵了起来,然后越吵越凶,再也停不下来……美好的一天,她们就这样在无谓的争执中不欢而散。

那天,她回到家里,觉得异常疲惫,胸中像是压了块石头,压得她喘不过气来。她想大喊大叫,想随便找个借口发火摔东西,但家里一个人都没有,她找不到任何撒气的理由,总不能对着静默的枕头,骂它犯了错,所以就压着那股闷气,烦躁地躺到了床上。

夜里,窗外响起了雷声,紧跟着,她听到哗啦哗啦下起了倾盆大雨。雷雨交加的天气,让她更加辗转反侧。她想着白天的事,越想越心烦意乱,觉得心脏咚咚地跳着,似乎要从胸腔里跳出来。她感到头昏脑涨,脑袋里像是塞满了乱蓬蓬的东西,撑得似乎要爆炸。

她实在躺不住了,就翻身起来,找出一板安眠药,一口气服下去五粒。平常普通人失眠,服用一粒就能睡得天昏地暗,严重的失眠者或者已经形成依赖的人,最多也只能服用两粒,但她服用了五粒后,才勉强入睡。

那晚,她睡得很浅,只睡了三小时,就又醒了。她对艾司唑仑早已有了依赖,一次性吃四五粒已成家常便饭。

"那你吃了氟西汀后,睡眠有改善吗?"

"有。"

失眠对她,只不过是疾病的表象,它背后潜藏的真相是抑郁,却没有被识别出来。不过,给她看病的那位心理科医生,认出了失眠的真相,氟西汀的疗效,也证明了这一点。

她服用了一段时间氟西汀后,失眠症状得到了极大缓解,那些一触即爆的心理炸弹和控制不住的大喊大叫,也逐渐变得可控了。不过，她仍旧没有意识到自己到底发生了什么，所以对于规律服药，并不放在心上，她和非医务人员一样，仍旧是想起来时吃一下，想不起来就不吃。

"你的记性怎么样？"

"以前还可以，现在不行了，越来越差，有时手上才拿着的东西，转瞬就不知道放到了哪里。病人出院，明明才一两天，但整理病案时，却怎么都想不起人家的容颜。有时，我也会喊错病人的名字，明明才看过床位和名称，但当他出现在我面前时，我却怎么也想不起人家的名字。这些，在以前，是从来都不可能发生的事。"

她觉得糟糕透顶，痛苦地哭着。

"那上班还能坚持吗？"

"能。"

"还倒夜班吗？"

"倒。"

"工作时出过差错吗？"

"没有，"她用袖子擦着眼泪，"没发生过不良事件，也没有出现过重大差错。"

虽然她没出过医疗事故，但大家还是为她捏了一把汗，因为毕竟医者的责任重于泰山。老师教错了题目，可以重新纠正；售货员算错了账目，可以重新补账；但护士用错了药，那有可能就是人命关天。

往后，她的职业生涯会怎么样，将难以预料。

她和同事的关系相处得比较融洽，她觉得只有个别同事说话阴阳怪气，让人听了很不舒服，但那不是针对她，而是对所有人都那样。

"我平时也会有一点敏感，尤其是最近，但这些敏感，全都与我女朋友相关。"

"能举几个例子吗？"

"我不能看到与她有关的任何东西，只要看到，就会忍不住不停地哭。我会不停地想：她是不是跟别人在一起？和别人在一起时，她是不是特别开心？我会不停地去翻看她的朋友圈，看她有没有屏蔽我。她发了照片，我就放大了一遍一遍看，我想从照片中每个人细微的表情中，寻找到蛛丝马迹，证明她和某一个人有着非同寻常的关系，然后根据这些蛛丝马迹去质问她，和她吵架。"

她低下头，难过得大哭。

管床医生把纸巾推到她跟前，她抽了几张擦泪。

"我像变态狂一样，每天盯着她的微信步数。她和我冷战不理我，我联系不到她，我就只能看微信步数，看她今天走了多少步，看她晚上有没有出门。"

她悲伤得说不下去了，她的喜怒哀乐已不再由自己控制，她完全丧失了自我，成了情绪的俘虏，而情绪的指挥棒，却被她拱手交到了另一个人的手上。

"你们经常见面吗？"

"以前至少一个星期见一次，现在好久没见了。"

"你爸妈知道吗？"

"以前不知道，昨天我醒来后，就告诉他们了。"

"他们是什么反应？"

"他们让我好好的……"她哭着，说不下去了。

夜里，她父母送她来医院的时候，那个女孩也跟着，但没有说任何话。她除了交过这个女朋友外，在很久很久以前，也谈过一个男朋友，但与那个男孩的交往，仅限于聊天。

"一般人谈恋爱，对象都是异性，你自己也知道……"

"是，我知道，"她打断贺主任，"但我还是很喜欢她。"

"你喜欢她什么？"

"我也不知道，但就是很喜欢。"

"我们帮你分析，看你到底出了什么情况，但你自己也要学着控制情绪。"

她开始趴到桌子上哭。

贺主任望着她，沉默了片刻。

她哭了好大一会儿后，贺主任问："是她不想跟你谈了吗？"

"我不知道。"她猛然抬起头来，抽了几张纸巾，捂着鼻子擤起来。

"我控制不住自己的脾气，一次一次冲她发火。我是回避型人格，她每次问我一些问题，我都避而不谈。我经常会毫无预兆地发脾气，当着朋友的面让她下不了台。她问我为什么突然发火，我总是不回答。有时候大家正在开心地玩，我自己也不知为什么，就会突然在大家的兴头上，猝不及防地发起脾气来，让气氛变得异常尴尬，最后不欢而散。事后，我后悔了，就向女朋友保证，以后不会再犯，但之后，我又故态复萌。"

爱情的帆船，就这样一次一次，在无厘头的争吵风波中，被渐渐掀翻了。相伴多年的感情，也慢慢消磨殆尽。对方不堪忍受，决绝地离开了。

"那你以后打算怎么办？"

"我希望能够和好如初。"

"她要是不同意呢？"

"我不知道！"她崩溃地号啕起来，整个会议室里都是她的哭声。她哭得那么绝望，那么撕心裂肺，悲伤得死去活来，让我们在座的医生都要心碎了。

贺主任又问了她几个问题，但都被她的哭声淹没了。

我们以为她没听见，但她全都听见了。

"我每天都在不停地抱怨，看什么人都觉得不顺眼，每天都在不停地说：烦死了，烦死了！我喜欢买汉服、买JK小裙子（源自日本女高中生制服），一条裙子四五千块钱，但我每个月都在买，同一系列的裙子，每一种颜色都会买一套，一个系列二三十条。"

"这样买下去，钱够吗？"

"够，我有存款。"

"那你买这么多衣服，能穿得过来吗？还是你买了，要送给她？"

"不，我没有送给她，我是留着自己穿。"

她把头从桌子上抬起来，渐渐恢复了一些理智，哭声比方才小了。

"我买那些衣服，只是为了收藏和取悦自己，我并不会送给女朋友。"

"那你会送给别的什么人吗，比如说做慈善？"

"不，我也不会送给别人，我只是顺着自己的心意，喜欢什么便买什么，想要什么就买什么。"

她随心所欲地购买价格昂贵的衣服，不管用得着，还是用不着，只要想买，她都毫不犹豫。庆幸的是，她并没有完全丧失理智，没有疯狂到去透支，也没有去借贷，更没有阔绰地逢人便送，她只是想取悦自己。

她除了控制不住想要买各种各样漂亮的衣服外，也会控制不住和父母喊叫。有时候父母喊她，她不想搭理，父母多喊几遍，她就嫌烦，大发脾气。她和女朋友之间的相处，起初还算融洽，但随着彼此越来越熟，她的脾气也就越来越坏，终于到了对方忍无可忍的地步。

"但我还是想让她看到我变好的样子，我知道自己心理出了问题，就一个人去医院，又把前面停了的药，重新吃起来。"

她怀着无比遗憾的心情，又说起骨折请假时那段美好的过往。

"我不需要礼物，也不需要她额外对我做什么，我只要她愿意还像以前一样，就那么坐在我旁边，陪伴我，我就会感到很幸福。"

"那为什么到后来，会变成这样？"

"我休假结束后回到单位，重新面对忙碌的工作，一时难以适应，那些琐碎繁杂的日常，驱使着我像个陀螺一样，每天都在不停地旋转。我所在的科室没有细分不同的班次，所有的活，我全部都得干。我不但要对医嘱、配药、打针，还要补录数据和整理出院病案，我每天都在加班，中午加班，晚上加班，休息日也要来加班。我们每天都有二十几台手术，我不停地忙，不停地忙……"

骆驼身上的稻草，持续不停地往上加，终于，最后一根稻草彻底压垮了她。

"我每天都好累！"她无能为力地哭着。

大家静静地听着，感同身受。虽然在座的医生和她完全不是一个专业，但医院里一线医护人员的忙碌程度，谁都十分清楚。

"那晚上回到家里，应该好好睡一觉。"贺主任同情地说，对于这个问题，他明显也深有体会。

"睡不好。"病人止不住哭声。

她心事重重，一边回答贺主任的问题，一边不停地关注自己的手机。

"你现在服的是什么药？"

她翻着手机，没有回答。她好像在寻找什么，不停地往下滑。原本她一直在哭，但翻着翻着却突然停下来不哭了，大家不知道她为何突然变得那样凝重紧张，就静静地望着她，等她。

忽然她抬起头，将手机重重地拍在桌子上。

"她把我删掉了！"

她彻底崩溃了，整个人倒在椅子里，捶胸顿足，哭得死去活来。

贺主任安慰她，但她再也听不见，周围的一切全都成了虚无，唯有她的悲伤和绝望。

"还有人来陪她吗？"

管床医生说："她妈妈在。"

"那过一会儿，让她妈妈陪着。"贺主任对管床医生说完这句话，又转过头安慰病人。

"你安静一下，深呼吸，控制一下情绪……"

但病人除了不停地重复刚才的那句话，就是不停地翻手机。

"她把我删掉了，她把我删掉了……"

她绝望崩溃地从椅子上倒下来，双膝跪在冰凉的地面上，两手抱着手机，折腰趴到地上，不停地翻着，像是要从地面把那个人刨出来。

"你老这样翻手机，反而不好。"

她不听劝，继续翻着，但任凭她怎么翻，都再也找不到她想要找的人。

"她现在吃的什么药？"

"昨天晚上才洗的胃，现在吃半颗喹硫平。"管床医生回答。

"好，先把她带回去。"

丽塔医生走过去，把病人搀扶起来。

"我们先回病房吧。"

病人赖着身子不肯走。"你们让她把我加回来吧！求求你们，给她打个电话，让她把我加回来吧！"

她凄惨地求着，不愿意离开。

"你先回病房好吗？"管床医生走过去，和丽塔医生一起去扶她。

"她说过，医生有事会给她打电话，你们就让她把我加回来吧……"病人哭喊着，被丽塔医生和管床医生架着离开了。

…………

太阳偏西了，骄阳吐着火舌仍旧在炙烤着大地，低沉的天空，飘着淡淡的浮云，远处的建筑上闪着道道金光。

病人哭得惊天动地，扰得大家的心里都有些烦闷低沉。

管小贝出去后，大家静静地坐着，没有一个人说话，也没有一个人动一下。大家就那样一动不动地坐着，直到门咔嚓一声开了，丽塔医生和管床医生回来，贺主任才回过头和她们说："看一下空调开在几摄氏度？把温度调低点。"

丽塔医生调了一下空调的温度，然后和管床医生一起回到座位上。

重新坐好后，管床医生清了一下嗓子，开始发表意见。

"这个病人二十二岁，病史一年，开始时情绪有一些低落，但不稳定。易激惹、烦躁，控制不住脾气，会给别人甩脸色。曾经用过一些抗抑郁药，症状有好转，停药后有波动，她自己能感受到变化，但她妈妈说看不出来。早上交接班后在查房时，可以和医生交流，社会功能基本上维持良好。

"这次和女朋友分手，是一个应激事件。她们谈了五年，女朋友提分手，可能还做了一些其他的事。刚才对方把她删除，又是一个新的刺激因素。平时在工作上力不从心，是一种勉强维持的状态。诊断上应该考虑心境障碍，治疗上用碳酸锂和喹硫平。"

管床医生发表完意见后，贺主任翻着病历说，这个病人，从去年十月份到现在，明显的发作总共有两次，这两次发作，表现都是情绪不稳定，为一些小事就发脾气。她发脾气的对象，不仅仅是她的女朋友，还有她的父母。她有很明显的感受：开心不起来，精力下降，兴趣减少。在人民医院，医生开了氟西汀和黛力新，服用后抑郁情绪有好转，焦虑也不像原来那么明显。

在这一年当中，有段时间她的情绪相对平稳。但重新回到工作岗位上后，面临新的压力，她的情绪又出现了大的波动。她在与女朋友相处的过程中，经常会发脾气，一而再，再而三，导致对方不想再跟她继续下去，直到刚才完全把她的联系方式删除。人家是想趁着她住院，彻底断掉与她的关系。

她把大量的艾司唑仑和酒一起喝下去，是想好好睡一觉，实际上并不一定是真的想死。她烦躁，睡眠不好，工作压力很大，一个人干几个人的活，白天夜间倒班，整个节律都是乱的……

贺主任把管小贝的病史从头到尾总结了一遍，同意管床医生"心境障碍"的诊断，不过他接着说："她有点麻烦，因为在性取向这方面存在异常。"

"她是单纯的同性恋吗？"有个转岗医师问。

"性取向方面的具体情况，鉴于大家都是同一系统，低头不见抬头见的，人家不一定会完全告诉我们，会不会存在人格障碍，或者是不是存在偏边缘型、带有表演色彩的……这都需要进一步了解。

"她买那么多裙子，五千块一条，比较高档，她要把这些裙子全都收集齐，很明显带有一定的偏执，所以对方提出分手。可能人家也喜欢她，但不能接受。

"现在我们只能给她药物，通过药物来改善睡眠，缓解焦虑。主要用锂盐和喹硫平稳定情绪，用锂盐的话，要注意甲状腺功能。

"她有过量服用安眠药的情况，如果以后服用碳酸锂，回到家里后，要在家里人的监护下继续服用。"

贺主任放下病历夹，停顿了一下后，继续说："患者存在共病。在这一人群中，比较常见的是，双相情感障碍共病酒精成瘾、共病其他类型的跟毒品相关的物质依赖。同性恋群体调查中，符合双相情感障碍症状的人数远远大于精神分裂症。共病的处理，尤其难。

"她从小生长的家庭环境怎么样，是不是对于她的这种发展有影响，关于这些，可以进一步询问。如果是，可以建议她的家人带她去心理门诊做心理治疗。

"她的这位女朋友，目前阶段把她的联系方式删除，对她的恢复不利，我们可以去问问，在这个阶段，她是不是可以给她一些精神支持，就算真的要分手，也要慢慢地去分，不要急于在她生病的时候。等她情绪稳定下来以后，再慢慢跟她说分手。"

说到这里，贺主任就合上病历，开始叫下一个病人。

管小贝回到病房后，由她妈妈陪着，她哭闹了好久之后，终于疲倦了，变得安静下来。

她有没有再加回来那个女朋友，我不得而知。

三天后，是我在这里轮转的最后一天。

在活动室里，我看到管小贝穿着那件亮黄色的衣服，头发梳理整齐，坐在门口的位置上。起初，同伴指着她问我她是不是管小贝时，我差点没有认出来，但那件鲜黄的上衣别具一格，让我们确定她就是管小贝。她看上去平静多了，一个人默默地坐着，像是完全变了一个人。

我们问管床医生："她除了吃碳酸锂和喹硫平之外，还会做别的什么治疗吗？"

管床医生说："从目前的治疗效果看，药物对她的作用还是很明显的，她这次生病的主要原因是分手后的应激性刺激，所以相对来说症状恢复得快一些。"

6 象牙塔里的困惑

象牙塔里的佼佼者，总是让普通人无比羡慕。那些在顶级学府里的高才生，从小就聪慧过人，让常人望尘莫及。可是，不知从什么时候开始，象牙塔里时不时会爆出巨响，"砰——"像玉米粒一下爆成爆米花，惊得人们不得不停下来观望发生了什么事。

这时，人们发现象牙塔里摔下来一个"孤勇者"，于是震惊得大呼小叫：惋惜、怜悯、讨伐或者审判。一时间，各种声音此起彼伏……

"科普中国"里有一篇相关的文章，这样写道：有数据显示超过五分之一的大学生感到抑郁，接近一半的大学生处在焦虑之中。在心理健康蓝皮书《中国国民心理健康发展报告（2021~2022）》中，中国科学院心理研究所国民心理健康评估发展中心对近8万名大学生的心理健康状况进行了调查，其中抑郁和焦虑风险的检出率分别大约是 21.48% 和 45.28%。

另一项发表在《心理学前沿》的研究（对全国 43 个城市、23 所大学的约 10 万名大学生进行了心理健康调查）结果显示，大学生的平均心理障碍患病率为 22.8%。

超过七成的大学生深受心理压力困扰,有超过四分之一的大学生缺乏社会支持。

这不是几组单纯的调查数据,而是一个个鲜活的人生。每一个数字背后,都对应着正在经历精神痛苦的学生。

为什么当代大学生的心理健康让人如此担忧?我们可以试着走进他们的精神世界,看看他们的心里正在经历着什么!

炎炎夏日的清晨,我们和往日一样跟着主任挨个去查房,从一间病室到另一间病室。

十七病区是男病区,病人五花八门,精神症状奇奇怪怪,各个年龄段的病人都有,但最多的是中学生和大学生。

主任查完 53 床后,带着队伍浩浩荡荡地出去了,但董医生却留下来继续和病人交谈,他是 53 床的管床医生,有很多问题他还想再详细问一遍。

董医生是我的带教老师,才过四十岁,就已是满头花发。他和病人交谈时,有一种自然而然的权威感。无论病人和家属提出何种疑问,他都能回答得既朴素又高明。对于一些挑衅好斗的患者,他也能三言两语就让病人安静下来。

我怀着崇敬之情留下来观摩他和病人之间的交谈。

"昨晚感觉怎么样?"董医生问。

"比昨天好多了,"病人的母亲抢先回答道,"他早晨一起来就给爸爸打电话。"

她披着长发,穿着绿色拖地连衣裙,手臂抱持在胸前,优雅地站在床前，关爱地望着她的儿子。

"是什么原因呢？"董医生望着坐在床上的病人，他正在看手机。

"我做了一个梦，"病人抬起头，放下手机，慢条斯理地叙述起来，"我梦见父母打架，情景十分逼真。"

他患有双相情感障碍，近期情绪不稳定，每日睡眠不足三小时，总是感到很烦躁，动不动就想和母亲发脾气。

"我知道这是梦里的事，但又觉得这事发生在现实中。我问妈妈是不是和爸爸打架了，妈妈说：'爸爸在家里，我在医院，怎么可能打架。'我知道她说的是实话，但还是想跟爸爸再求证一下，于是就打了电话。"

"求证的结果是什么？"

"那的确只是一个梦，但更加证实我的精神出了问题。"

虽然在当前，他的父母并没有打架，但他紧张的情绪和梦境间接地告诉我们：在他的原生家庭里，父母打架是家常便饭。这让他时刻处在紧张恐惧的状态中，并且混淆了梦境和现实。

病人染着灰色的齐肩短发，戴着耳钉和手环，看上去像个艺人，但实际上是个顶级学府里的学霸。他额头、脸颊和下巴上的痘印提醒大家：他还处在青春期。

"我查阅过很多资料，我的情况完全符合双相情感障碍。"

"说来我听听。"

"有时，我精力旺盛不知疲倦，就算每天睡眠不足三小时，也不觉得困倦，并且还总是想着干大事。但当我真正去做某件事时，却又坚持不了几分钟；有时，前一分钟我还信心满满，后一分钟就突然觉得自己什么都不行。总之，就是在这样的怪圈中绕来绕去，想看书都没办法静下心来。"

董医生点点头。

看来，为了弄明白自己到底发生了什么事，病人真是做足了功课。

我也不由得想起自己做过的功课：在来到十七病区见习的第一天，我就查阅了53床的病案。病人现年十九岁，是北京一所顶级学府里的高才生。他读高中时，得过数次科技创新项目竞赛的全国总冠军，获得了保送北大的资格。但他却放弃保送，一定要通过高考亲自考取自己心仪的大学。用他自己的话来说：有实力的人，是不会躲开公平的竞争而去走所谓的捷径的。

的确，以他高考状元的身份，国内的顶级学府，哪家都会敞开大门热情地欢迎他。

"你对自己是不是一直要求都很严格？"董医生问。

"好像是！"病人沉思着点了一下头。

他母亲往床边靠了一下，插嘴道："他从小就这样，凡事都要做到最好。"

病人不耐烦地望了母亲一眼，但做母亲的似乎没有觉察到，或者她觉察到了，却故意装作没看见，继续说：

"其实，我和他爸爸对他要求并不高，我们只希望他能考进一所比较好的大学就行，不一定非得是清华或者北大，但他不这样想，他对所有的一切都要追求完美。他容忍不了瑕疵，也不肯放过自己，凡事都要做到极致。"

"我妈妈说得不对！"

病人厌烦地打断母亲："并不是我要追求完美，是我身边的人的确都很优秀，和他们比起来我真的太普通。如果不去追赶，我就会离他们越来越远。"

他往后移了移，靠在墙上，看上去很生气。很明显，他是在气母亲不理解自己，还自以为是地妄加揣测。

用普通人的眼光看，他确实已经很优秀了。但他选择的参照对象，都是他前面的人。所以，即便他已经站在顶峰，但只要顶峰口还有别人，他就仍然觉得自己不够优秀。

或许他正是靠着这种强烈的竞争意识，才让自己一路勇攀高峰。但或许也正是这种"一直想赢"的心态，让他在没有赢得了别人时，深深地感到自卑，并且压垮了自己的精神。

"实际上，你比大多数人都优秀，我们给你看病的医生，都没有考上你这么好的大学。我们中间的任何人，都没有过被保送的经历。但你不仅可以被保送，而且还能完全凭借实力考到最好的大学里去，真的很了不起！"

病人紧皱的眉头微微松开了，董医生的话让他感到稍稍有些安慰。

"也许，正是你这种向上的个性，让你保持了优秀。"

"但是……"很快，病人的脸上又布满愁容，"现在，我却住在医院里，来找你们给我看病！"

他对自己住在精神科，感到深深的耻辱。

董医生试图改变他的认知，消除他的病耻感。

"有很多天才都是双相情感障碍患者。轻微的躁狂状态，会让人精力旺盛、事半功倍，所以双相情感障碍也叫'天才病'。"

他也试图帮病人重构价值观：

"你能够被保送到北大，证明已经足够优秀，但你一直关注的都是比你更优秀的人，所以你总觉得自己不行。如果换个参照对象，去关注一下你后面那些更多的人，也许你的焦虑就会减轻。"

"您说得对！"病人眼里突然露出惊喜，好像遇见了知音，"我总是选择性地关注那些比我强的人，所以总觉得自己很不行，总是很着急，总想赶超他们。但发现越急越烦躁，越烦躁就越不行。"

母亲看到儿子说得兴奋，也激动地凑上来。儿子望了她一眼，继续说：

"有时候，妈妈正巧在旁边说话，我就觉得她很唠叨，十分厌烦，然后就控制不住和她发脾气，但发过之后又觉得后悔。现在，几乎每天都这样，真是太糟糕了。所以我希望你们能想想办法，尽快让我稳定下来。再有一周就开学了，我瞒着学校说自己得了胆囊炎在住院，可能报到要晚一点。但如果太晚，学校追问原因，我总不能说自己住在精神病院里。"

客观地说，病人的担忧并不是毫无道理：我们的社会，对精神病人的确不够友好，歧视的眼光随处可见。医生无法改变社会，但可以通过心理治疗来调整和改变患者歪曲的认知和观念，也可以帮助病人治疗疾病，当疾病治愈时，病耻感也会随之减轻。

"实际上，你也不必给自己太大的压力，"董医生诚恳地说，"我们的评估是：你各方面功能良好，目前的问题就是情绪不太稳定，焦虑症状比较明显。药物治疗只是其中一方面，你自己也需要调整认知，并不是得了这种病，就是什么见不得人的事。丘吉尔、贝多芬，他们都曾经得过这种病。"

"我知道。还有拿破仑、凡·高和海明威。"

优秀的同类会让病人减轻自卑、羞耻、无助和孤独感。

病人开始兴高采烈地谈论起那些名人来。他知道得真不少！很显然，他也很想成为那样伟大的人。

他侃侃而谈，渊博的学识和卓越的见识真让我佩服。董医生也对他频频点头。

可是，很多时候，学识和心理健康未必成正比，对一些问题的看法，他的思维认知存在着明显的歪曲。

他在评价其中一个名人时，把那个名人身上发生过的事，对应到自己身上，并且立即涌现出一种愤怒、悲伤的情绪，身体也跟着微微颤抖起来。

董医生发现了病人的问题所在，让他把刚才说过的话再重复一遍。

病人重复时，董医生引导他稍加思考后去推理，病人马上意识到发生在那个名人身上的事情，是绝不可能出现在自己身上的，经过重新评价之后，他的情绪很快缓和下来，颤抖的手指也渐渐变得平静。

谈话的过程中，我们发现病人总是无意识地、选择性地关注那些负面性的经验，而对于更多的积极性的经验，不是贬低就是直接忽略。

"你应该关注自己的优势，其实你很了不起，你做过的很多事情，我们大部分人都做不到。即便你现在生病住在医院里，也仍旧在积极地关注学校里的事情。并且，你对自己的治疗也很积极。所以，你并不是你口中所说的那样一无所成。"

"但现在我该怎么办呢？我总会忍不住地这么想，觉得自己什么都不行，一旦冒出这个念头，我就会觉得十分烦躁郁闷。"

"我给你布置一道作业。"

"什么作业？"

"当你注意到自己的情绪、行为或者生理功能上出现不良改变时，就把当时的想法写下来，然后通过苏格拉底式提问，用过去的经验去检验，或者用将来的事实去验证。看看你当时的那些想法是不是事实，或者你担心的事情，是不是真的会发生。如果发生了，那你再看看后果是不是和你担心的一样严重。你把这些全都记录下来，然后重新评估自己的认知，重新感受内心和身体的反应，看看有没有什么变化。"

"好！"

那天下午，听说53床又和母亲发脾气了，但很快就道了歉。

他们的病房里还住着另一个病人，是位高中生。他们夜里都失眠，翻来覆去弄得床不停地吱吱呀呀响。第二天，两个病人都跟自己的管床医生抱怨，说对方吵到了自己，想换个房间。

那位高中生的母亲，跑了几趟护士站，看到对面的房间里有个病人出院，就把儿子调到那个房间去了。

那个高中生搬走后，空出来的床位上，住进来一位大学生。

第三天，53床说新来的病人夜里总是看手机，影响他休息。

"他的手机声音很大，光线很刺眼，我根本无法休息。我睡不着觉，心里就很着急，一着急，身上就像有成千上万只蚂蚁在爬。数绵羊也没用，越数越烦躁。"

他有些愤愤不平。"我真想不明白，他为什么一点都不考虑别人的感受。要不……"他放低声音,用商量的口吻说,"不行的话,您就帮我调个床吧。"

董医生没有说话。

病人停顿了一下,又有些顾虑:"但是,我怕万一调了床还是这样子,那该怎么办?"

"是,你能这样思考,说明已经在开始变好。我们改变不了环境,那就改变自己。"董医生走到病人跟前,盯着他的黑眼圈。

"我把你今晚的药再调整一下,不过……"他扫视了一眼房间,又说,"人的情绪与人对情境的理解和想法有关,情境本身并不决定人们的感受,感受更多取决于人们如何理解这一情境。"

"是,您说得对。我夜里总是醒来,也不完全是因为别人影响我,我自己也有问题,是我自己失眠睡不着。"

病人开始反思,意识到自己的遭遇并不完全是因为别人的错。

董医生布置给他的作业,他稀稀落落写了几大页。董医生每天除了问他用药后的身体反应和情绪感受外,还格外关注他心中所想,并对他的作业进行了分析和点评。

病人的情绪和认知开始有了变化,一周后,他的睡眠问题有了明显改善。

有天查房时,他愉快地说:"昨晚我睡了一个好觉,晚上九点多就睡着了,一头倒在床上,直到今天早上六点多才醒来。"

接下来的几天,53床的情绪一天比一天好转,虽然有时候还会和母亲怄气,但程度越来越轻。他开始和室友聊天,彼此谈论一些学校里的事情和网络热点事件。再过了一周后,他就好转出院了。

药物治疗和认知改变，让一个自律敏感的大学生，很快回到了生活的正轨。

53床出院那天，正好我也从十七病区出科。

九月的天气依旧很炎热。我轮转到了另一个科室，又遇见了不同的病人。

转瞬，时间到了十一月。

一个阴沉的上午，我们在十四病区的会议室里准备精神科大查房。十四病区是女病区，住的大多数是中青年女病人。

十点钟，窗外刮起风来，从窗户缝里吹进来，让阴冷潮湿的房间里凝滞的空气流动起来。

大家围着一张三米多长的椭圆桌坐着，主任坐在门口，对面放着一个输液架。管床医生汇报完病例后，另一位医生就带着病人敲门进来了。

二十一岁的郑绪，是这座城市里最著名的一所大学里的大四学生。她跟在医生身后，手臂上正在打点滴。

那位医生将输液袋挂到架子上，示意她坐下。

"在这里还适应吗？"病人坐好后，主任问。

"还算适应。"病人微微点头，声音很轻，几乎听不见。她戴着一副黑框眼镜，一头短发正好遮住了耳后的框架。

之前管床医生汇报病史时，我们已经知道：她两岁时父母离异，跟着爸爸，被爷爷奶奶养大。母亲离开后，再也没来看过她，她也从此再也没有见过母亲。后来，她有了继母，也有了一位同父异母的弟弟。虽然在她很小时，继母就嫁了过来，但她和继母之间一直都很生疏，跟爸爸也不亲密。一家四口，唯有弟弟才让她有种骨肉相连的亲情感。

说实在的，听到这样的汇报，总会让人生出很多感慨。

她坐在那里时，我总忍不住想，这些年，她是不是过得很不容易。我猜想，别的医生可能也会这么想。

"你和同学之间的关系怎么样？"主任望着她。

"还行。"她回答得很勉强。

"这三年，你们经常上网课，你在家里的时间多，还是在学校里的时间多？"

"疫情最严重的时候，整个学期我都待在家里，但后来我回到学校，就一直待在学校里。"

"那差不多一两年没回家？"

"是。"她点点头。

"现在实习了吧？"

"大四是实习阶段，但我这个样子，不想去实习，就和老师请了假，没有去。"

她说的"这个样子"，意思是生了病，无法胜任实习。

"你有没有谈恋爱？"

"没有。"她摇摇头，有点害羞。

"这段时间，你觉得自己的情绪有没有什么变化？"

"之前情绪不好，看过一次医生。"

那次医生给她开了一些药，但用处不太大。

"我觉得吃了那药之后，不但没有变好，反而睡眠变得更差，整夜整夜都睡不着。"

"那你有没有再去找过医生,或者做别的治疗？"

"我去找学校里的心理老师做过咨询。"

"为什么？"

她没有说话,看上去很悲伤。

她这次来住院,是辅导员让她父亲送来的。因为她准备在教务处的过道里跳楼时,被一位老师发现了。

"有什么过不去的事情,说出来听听？"

病人沉思着,动了动嘴唇想要说什么,但又闭上嘴巴,什么都没说。

病史中记录着：她这次来住院,主要原因是情绪低落,有自杀的观念和行为,诱因是寝室矛盾。我们想听她谈谈这件事,但她似乎不想说。

主任望着她,静静地等着。

过一会儿,大概她觉得没必要再对医生隐瞒,或者是做了一番心理斗争后,终于鼓足了勇气,于是盯着桌子缓缓地说：

"那时候,我觉得在宿舍里,被室友孤立了。"

这是一个悲伤的话题,她说得很缓慢,时不时有些哽咽。

"我们宿舍一共六个人,有一个女生特别讨厌我,无论我说什么,她都会针对我。有两个女生听了她的话,也不和我说话了。还有另外两个女生不参与我们之间的事,她们和谁都不说话,所以也就等于不和我说话。她们建了一个微信聊天群,五个人都在里面,却唯独没有我。"

"建群的事,你是怎么知道的？"

"她们并不避讳我,经常在宿舍里谈论,所以我听见了。"

她有气无力，微弱的声音像是从很深很远的地方传出来的。头顶上的灯光照在她身上，照得她的眼镜片反射出淡蓝色的光，让她看上去更加忧郁了。

"那你是怎么做的？"

"我去找老师换宿舍，找了几次，老师都没有同意。直到最近，我又连着找了几次，老师才终于答应了。"

"都快过去四年了，现在马上要毕业，寝室里的矛盾，难道真的一点化解的办法都没有了吗？"

"是的。"

"非要换宿舍，是因为真的再也相处不下去了？"

"是。"

"为什么？"

"第一年，我们是陌生人；第二年，我们开始相互了解；第三年，我们熟悉了；第四年，矛盾激化，再也无法住在一起了。"

"那换过宿舍后有改变吗？"

"有，换过之后，一切都变好了。"

"那你为什么还会来医院？"

"唉——"病人轻轻叹了一口气，哀愁地低下头，不知道怎么往下说。

她看上去太消瘦了，忧伤不但消耗了她的精神，还消耗了她的身体，让她像支燃烧的蜡烛，在哀愁中渐渐萎缩。

之前的查房中，我已看到过几位女生，她们因为抑郁而茶饭不思，体重一降再降。有位女生患了厌食症，体重从一百六十斤降到了七十斤。

忧伤的力量巨大，熊猫也能被变成竹竿。

郑绪不是我看到的第一个因为室友关系不和而住进医院里的女生，有很多生病的女生，都存在或多或少的寝室矛盾，或者不和谐的师生关系。

有一个研究生临到毕业，导师突然让她换选题，那是她做了两年半的实验，怎么能说换就换！她据理力争，但导师根本不买账。后来，她投诉到教育处，学校就为她换了导师，但代价却是她无法按时毕业了。

相比之下，室友之间的矛盾带来的损伤，要比和导师之间的矛盾带来的损伤小很多。但跌落到断崖深谷里的情绪，也很难靠自己的力量爬上来。

主任望着哀愁的病人，鼓励道："你有什么委屈的难言之隐，说出来，我们一起帮你分析。"

病人沉思了一会儿后，抬起头来低声说：

"后来，我换了宿舍，刚搬进去时，大家都对我特别好，也特别热情，这让我感到十分开心快乐，可是，好景不长……"

她的手指微微颤抖起来。"没过多久，我就感觉到宿舍里的气氛不对了，她们所有人看我时，眼神都怪怪的，仿佛我做了什么不好的事。我不知道发生了什么事，也不好去问谁。所以就又默默地变成了一个人。"

"听上去很难过。"

"我想，可能天生我就是一个不招人喜欢的人，所以就这样结束了吧！但突然有一天，我对铺的那个女生和我说，她下铺的女生和我一个前室友是老乡，那个前室友在她跟前说了我很多坏话，并且让她们都提防着点我。她说,那个室友并没有信老乡的话,她们大家也都没有信。但我还是感觉到,她们对我的态度和我刚搬进去时明显不一样了。"

"这让你感到很伤心?"

"也不完全是。"

她否认了,但脸上却愁眉不展,完全是被忧伤击垮了的表情。

"你觉得自己的情绪有没有什么不正常?"

"没有!"

也许,她早就觉察到自己的情绪不正常,要不也不会主动去找心理老师。可现在,她却不想承认。

"吃饭、睡觉、上课、学习、考试……我都和同学一样,所以我没觉得自己有什么不正常。"

"那成绩怎么样?"

"一直在班里前十名。"

这让她很自豪,觉得足以证明她的情绪很正常。

"那你为什么还要去找心理老师,还要来医院?"

主任这样面质,并不是想为难她,而是想让她看清真相。

"就是因为这件事。"

她说的"这件事"是指在宿舍里被室友孤立。

即使她已经换了宿舍,心里还是没能过去这个坎。

"如果不是因为这件事,我也不会来医院。"

她的这个解释很中肯,但很快又去否认。"其实现在宿舍换了,也就没什么问题了。"

她举了几个自己没问题的例子:

"别人能做的，我也都能做。那时候，哪怕情绪很不好，我也能正常做事情。比如早上和同学吵了架，下午去考试，照样也能考九十分。"

主任点点头。

她继续往下说："宿舍里同学之间的矛盾，有同学的原因，也有我自己的原因。"

她开始反思，并且分析产生矛盾的原因。

"我和她们主要是一些生活习惯和作息时间不同的问题。比如开空调的事，我受不了冷，但有些人就会把空调温度开得特别低。还有打扫卫生，也安排得不清楚。"

她停顿了一下，把衣服领子往上拉了拉。"出现这种情况大家都有原因，因为作息、生活习惯这些，不是每个人都一样。她嫌热我怕冷，她们把空调的温度开得很低的时候，我就很冷，就会冻感冒，会咳嗽发热睡不着觉。这时候，我就希望能把空调开得高一点，但是如果把空调的度数调高之后，那个怕热的同学，就会觉得特别热，翻来覆去很烦躁，整夜也会睡不着。"

如果这时候大家各让一步，也许一切就都海阔天空了。可是她们谁都寸步不让，这样，她们的矛盾就越来越深了。

现在，她缓缓地说着，似乎发现了一些问题所在。

"大家如果相互谦让一下，就不会有任何事。"

但很快，她又觉得矛盾的本质，并不会因为一时的忍让而真正消失。

"不过，忍让一次两次行，一直忍让，肯定也不是长久之计。只要生活习惯不同，问题就会一直摆在那里。"

她的分析，全都在理。

主任也对她这段理性的分析表示称赞。但生活很难让人时刻保持冷静，情绪爆发时巨大的威力会让理智全然溃败，将人变成情绪的俘虏。

郑绪说完前面的一大段自我剖析后，主任突然问：

"你爸爸关心你吗？"

这个问题和同学之间的矛盾离得太远，病人突然愣住了。

我也在心里想，主任为什么突然会问这个？

郑绪愣了一下后，疑惑地摇摇头：

"不！他不关注我。"

她的语气失落得有些悲凉，我突然一下子明白过来，也许这才是病人所有情绪问题的根源。

"可以说得详细点吗？"

她像是被浇了一盆水，狠狠地怔了一阵子，过了好久才说：

"他有了新家，也有了新工作，平时在家里待着的时间一直都很少。他很少和我说话，不会在意我心里想什么，也不会问我任何事。"

她的眼神里满含失落和怨恨。

"那老师呢？"

"老师平时除了上课之外，离开课堂，就和学生几乎不见面，交流也很少。所以我心里发生了什么，老师也不会知道。"

家人不闻，老师不问，她处在一个无人交流的真空里，跌入了黑暗的深渊。

"在这个世界上，我没有任何朋友，也没有任何一个人和我交流。"

孤立无援的世界，真是孤独又悲伤。"我觉得这样活着，还不如一走了之，于是我就想到了跳楼。"

她忍了很久，终于落下泪来。

"那时，我站在教务处楼上的窗户前望着下面，我想要从那里跳下去。我心里十分恨，我很恨她们！"

"跳楼是为了惩罚她们吗？"

"我想跳楼，但是，我没有跳。我不能就这样放过她们，我不能就这么算了。"

她难过得捂着胸口，剧烈地抽泣。"我恨她们，很恨！"

主任递给她纸巾，她抽出来几张擦泪。

会议室里静悄悄地，只有她抽泣的声音。

她低头哭泣，不再掩饰，心里的委屈终于全都倾泻出来了。

"有什么深仇大恨，会让你想用这种方式去解决？"

"那个处处针对我的女生，其实曾经是我最好的朋友。有一次那个女生病了：夜里发烧，体温高到四十摄氏度，别人都装作没看见，只有我一个人陪着她去医院。那时，她说我们是患难之交，是最亲密的朋友。可是后来，她却成了反对我最厉害的那个人。她看到我什么都很不顺眼，我和她说话时，她就怪声怪气地尖叫……"

她难过得简直说不下去了。

姐妹反目，真像电视剧。不得不说，生活本身有时候比戏更"狗血"。

她停下来擦泪。

主任问:"你的情绪这么低落,成绩有没有受到影响?"

"没有,"她说,"我们文科生考试,所有的东西都只是背背写写,只要我把东西全都写上去,字数写得多一点,字迹写得工整一点,老师看在字多又整齐的分上,也会多给我一些分数。所以我的成绩并没有受太多影响。"

"那你有去看过医生吗?"

"有过。"

"什么时候?"

"大二时去过,医生建议我服药,但我拒绝了,因为是药就有三分毒,我觉得能不吃药就不吃药。"

"那情绪不好在先,还是和同学关系不好在前?"

"情绪不好在先,哦,不,我也不能确定,应该是同时发生。"

"除了这次想要跳楼,还有干过别的事情吗?比如说自残?"

"没有!"

她摇摇头。"自残,我觉得是件很不值得的事情。这么多年,我一直都只想一件事,那就是'结束'。除了'结束'这一件事情,我从来没想过自残,也从来没有去做过。"

即便同样都是伤害自己,她也有一套属于自己的原则。

"自杀就好,一切就都结束了。我已经选好了学校里最好的地方——基础楼的十三层,那里有个窗户,站在凳子上就可以跳出去。窗户外面风景很美,有花有草,树木也很多,夏天时,树上还会开一树粉红色的花,蝴蝶和蜜蜂都会在那里飞来飞去。树下是草坪,宽阔的草坪里还有一簇一簇的玫瑰花和紫罗兰……那是我们学校里最好的一片风景,我想那个地方是最好的。"

她描述得简直像幅画,像幅浪漫忧伤的画。

"你真的就想这样一了百了?真的没有任何可留恋的了吗?"

"没有。"

"大千世界还有很多美好的事情,你应该到更好的地方去看看。"

"大千世界,就留给别人去看吧。"

"你还有朋友,还有父母家人。"

"有我没我,他们都会过得很好。"

"你还有弟弟!"

"他也会很好,大千世界,他会替我去看的。"

"你和弟弟关系好吗?"

"好。"

"那你有没有想过——"主任想用弟弟把她拴住,"如果你就这么走了,你弟弟会很悲伤!"

"是,他可能会很悲伤,但没关系,过一段时间就好,时间会淡化一切。人活在这世上,总会有一些悲伤的事情,但悲伤终究还是会过去的。"

"在这个世界上,有你觉得最遗憾的事情吗?"

"有,我最遗憾的事,就是上次没有跳楼成功,如果跳下去,今天就不会坐在这里了。我要是做了那件事,一切的事情就都解决了。"

"这是最偷懒的方式,人是有智慧的,还有很多解决问题的方式。"

"但这种方式是最简单的。"

"如果只用最简单的方式去解决问题,那人和爬虫又有什么区别呢?"

"如果人活在世上这么痛苦,那做个快乐的爬虫又有何不可呢!别的方式都很麻烦,只有这种方式最简便,可以一了百了。结束之后,所有的麻烦和痛苦就都消失了。"

她心中的悲伤太大了,已经完全把她吞噬了。语言已经无法将她挽回,必须得用医学的手段,才能消除她寻死的念头。

查完房后,主任让管床医生加大药物用量,联合电休克共同治疗。

郑绪做了六次电休克治疗后,医生再次评估,她悲伤厌世的情绪明显减轻了,自杀风险评分降低到了三分。

她对之前轻生的想法和举动感到懊悔,表示愿意继续配合治疗,希望能在出院后以积极的心态面对未来的学习和生活。

医生在每天的例行查房时,引导她构建新的价值体系。

三周后,她的病情好转,父亲来接她出院。

我没有看到她父亲,但我听说管床医生在铁门外面的过道里和他谈了很久。

我不知道他们谈论了些什么,也不知道郑绪回到学校之后,处境会不会有所改善,但那天查房时,她说过的每一句话,都让我久久难忘。

F 免死金牌

五年前早春的一个上午，六院对面的一家小旅馆，一个染着红色头发的保洁员推着清洁车，去308房间打扫卫生。她走到门口后，敲了几下门，见里面没有人回应，就用自己的钥匙开了门。

另一个烫着黄色卷发的保洁员，正在另一个房间里叠被子，突然听到外面传来一声恐慌的惊叫，就连忙放下手中的活，从房间里跑出去。她看到自己的同伴惊慌失措地从308房间里跑出来，不知道发生了什么事，就赶快跑过去看。她跑到门口，往里面探了一下脑袋，然后就和她的同伴一样惊叫着跑开了。

她们的叫声惊动了整层楼，所有的人都出来了。

308房间出了命案，门口围满了人。

十分钟不到，警察来了。

案子很快侦破了，半年后，杀人犯就被警察强制送到了精神科。

…………

我看到这份病案时，这个病人已经在这里住了四年半。

昨天从活动室里出来，我问带教老师："有没有什么特殊的病案，我想看看。"

带教老师想了想说："刚才有个坐在墙角里的病人，不知你有没有注意到，一个中年人，看上去很胖，单独坐着，这个病案你可以好好看看。"

我想起了最后离开时看到的那个病人，他侧头望着外面，我没有看清楚他的脸，但对大概的模样有印象。回到办公室，我调出他的病案，他已经住了四年多，电脑换了新系统，他的病案全在那个旧系统里。我点开时，看到病案已经记录到了二百八十六页，字数应该有三十万，相当于一部长篇小说了。

这个病人为什么会杀人？他杀了谁？为什么又会住在精神科？我带着疑问，迫不及待地往下看，一个清晰的疾病故事栩栩如生地展现在我面前：

十年前，三十二岁的张正贝，是苏北乡下的一个油漆工。他热爱生活，勤劳上进，和同村的三个男青年在外面合伙搞装修。他们各有手艺和特长。张正贝是油漆工，另外三个分别是水电工、瓦工和木工。他们四人分工合作，因为手艺精湛、做工精细，赢得良好的口碑，业务做得红红火火。没过几年，他们都挣了不少钱。

张正贝的妻子是他的小学同学，俩人从小青梅竹马，到了适婚年龄，双方家长就按当地的风俗习惯举办了盛大的婚礼。结婚后第二年，妻子生下一个儿子，公婆很是开心，一家人过得和睦友爱，让周围的人很羡慕。张正贝外出做工，挣了钱回来全都交给家里人，家里的事情就全靠父母和妻子打理。

四个合作伙伴合伙租住一套房子。白天张正贝去做工，晚上回到出租屋，就给妻子打电话，两人每天互通电话，感情十分好，结婚五年，就生了三个孩子。

一个春天的早上，张正贝做了梦，老早醒来了。

梦中，他好像很害怕，但具体梦见了些什么，醒来后就忘了。他看看表，才五点半，就闭上眼睛又躺了一会儿。他觉得睡了很久，再次睁开眼睛时，却看到时间才过去半小时。

六点钟，该起床了。往常这个时候，妻子也起来了。这天不知为什么，他觉得莫名其妙地有些慌张，于是拨通妻子的视频电话，想看看她在家里做什么。

电话响了好久，妻子才接。

张正贝觉得有些反常，问她："你去干什么了？"

妻子说："我刚才上厕所。"

视频电话里，他看到卧室的门突然开了，便问："家里来人了？"

妻子说："没有呀。"

"那门怎么突然开了？"

"那是风吹的。"

他分明看见门是被人推开的："风怎么会有那么大力量！"

"风是挺大的。"妻子去关窗户。

他不相信，觉得早晨的卧室里不可能有那么大的风，肯定是有人弯下腰，或者趴在地上把门推开的。

可是妻子却说："不可能呀，这个时候，天才蒙蒙亮，怎么会有人进来。"

"会不会来了小偷？"他以为妻子没发现，"你不要怕，有我在。"

他让妻子把摄像头对着门背后，妻子照做了。

"小偷是不是躲在卫生间里的水池下？你拿个工具，免得被破门而入的歹徒伤到。"

妻子又把摄像头对准了卫生间的水池下，他没有看到人，妻子又对着别的地方给他看，他还是没看见，但却坚信肯定是那个人躲了起来。

妻子觉得他有些莫名其妙，嘀咕了几句，就闷闷不乐地挂了电话。

他不明白，夫妻俩从小青梅竹马，感情深厚，为什么妻子突然会撒谎，那个推门的人到底是谁，妻子为什么会隐瞒，他百思不得其解，可心里却隐隐埋下了一颗雷。

这天，他干活的时候，脑海里全是早晨的事。有好几次，他站在高处差点从梯子上跌下来。晚上回到出租屋，同伴喊他吃饭，他也闷闷不乐。水电工问他是不是家里有什么事，木工插嘴说："贝哥的老婆那么漂亮，还生了三个孩子，贝哥比我们几个都有福。"

张正贝听到这话，心里突然一震，觉得早晨妻子卧室里的门就是被这个木工推开的，想到这里，他火冒三丈冲上去砸了桌上的碗，骂道："你这个混账！"

木工吓了一跳，一桌人都盯着张正贝。

几个人一头雾水，张正贝离开饭桌，一个人走了。第二天下午，他坐上长途汽车回家了。

张正贝回到家里，妻儿像往常一样热情地扑上来。但他心里装着事，觉得妻子的热情是故意在掩饰。他压着心头的闷气，装作若无其事，和从前一样跟家人亲密交谈。晚饭过后，等孩子都睡着了，他就小心翼翼地问妻子："前一天早上，到底家里来了什么人？"

他暗示妻子自己已经知道推门的人是谁，只要妻子向他坦白，这件事就算过去了。可妻子却不明白他的话，和他争辩起来，坚持说："家里没有人来。"

他一步步诱导，见妻子仍不承认，便争吵起来，俩人都觉得对方不可理喻，吵架的声音越来越大，惊动了楼下的老人。

张正贝父亲跑上来看发生了什么事，儿媳妇就把前一天早上风吹开门的事告诉了公公。

公公一听，是儿子无理取闹，就批评道："一大早的，能有什么人来，我们一直在楼下，都没看到人，人从哪里进来？"

张正贝说："难道只有楼下的门才能进来人？"

"人不从楼下的门进来，难道是从空中飞进来，从窗户爬进来？"

张正贝心头一震，就像前天晚上听到木工的话时一样，脑海里又突然冒出一个念头，觉得父亲和妻子的关系不正常。

这时，他看到妻子和父亲同时挪动了一下腿。"这是在传递暗号！"他怒不可遏地冲上去揪住妻子的衣领，照着她的脸猛扇一巴掌。

妻子大哭起来，吵醒了隔壁房间里睡觉的孩子，小女儿光着脚丫跑出来，抱住妈妈的腿，哭着求爸爸别打妈妈了。

张正贝被父亲连推带搡拉下楼。

这一夜，他失眠了。他觉得身边的人全都背叛了他，整个世界都在针对他。

第二天天一亮，他没有和家人打招呼，就坐上长途车，返回了工地。

再次回到工地后，他觉得一切也都变了样：大家看他的眼神很诡异，仿佛他是个透明人，他心里想什么，人家一眼就能看出来。人没了秘密，简直太可怕，他恐慌起来，不敢和人对视，找了个借口连忙躲到自己的房间里。

他听到别人说话，就觉得是在含沙射影说自己，他觉得有股看不见的力量正在跟踪他，监视他，陷害他。他充满恐惧，变得烦躁易怒，谁和他说话，他就和谁争吵。

合作伙伴觉得张正贝性情大变，像换了一个人，就商量好了给他家里打电话。

张正贝的父母和妻子一听他在外面的情况，想起他最近的反常，一致认为张正贝可能出了心理问题，就把他接回家。

二○一三年五月，妻子带着张正贝第一次到六院来看病，医生诊断他患了精神分裂症，经过一段时间的治疗和家人的精心照顾后，张正贝渐渐好起来。可是，他对吃药不上心，断断续续，说停就停，药停了后，他的精神又渐渐变得不正常。他开始无故自语自笑，无故发脾气，无故动手打孩子。他和妻子的关系也越来越差了，他总是无故怀疑妻子不忠，并且动手打她。

有一次，他卡住妻子的脖子，掐得她说不出话来，妻子憋得满脸通红，他一心软就松了手。妻子长长舒了一口气，缓过神来后就难过得哭起来。

张正贝看到妻子哭，也跟着哭起来。他知道自己不应该动手，但怒火冲昏了头脑，行动就不听指挥。妻子知道这是因为他生病了，哭完后就原谅了他。

他们商量第二天一大早，就去六院看精神科。

他家离石江城有几百里的路程，俩人坐了长途大巴，到石江城时已是中午。当天的专家号早已挂完了，看病只能等到第二天。于是他们来到马路对面的宾馆里，订了一个房间住下来。

…………

事情说到这里，就该回到故事的开头了。

二〇一八年二月十二日上午，负责打扫308房的保洁员进了房间，看到雪白的床单上躺着一个血肉模糊的人，床上到处都是血。保洁员吓得魂飞魄散，惊叫着从房间里跑出来。

恐惧的惊叫声震动了整层楼，所有的人都跑出来看发生了什么事。保安来了，旅馆的经理也来了，有人拨打了110，警察很快也来了。他们把308房间用红线围起来，有人勘查现场，有人调监控，有人去前台的登记处查看住房记录。

警察很快就查清了死者的身份，这个房间里，应该还住着一个人，但现在这个人失踪了，他就是死者的丈夫张正贝。

人是怎么死的，张正贝去了哪里？警察调了监控，发现这个房间里除了进出过张正贝和方才的保洁员，再没有任何人出入过。

张正贝乘坐长途车回到家乡，在车站上四处张望，他想找辆三轮车带他回家，就在他四处询问时，几个警察走过来，问他是不是张正贝，然后就把他带走了。

张正贝杀妻，铁证如山，但审讯时他却答非所问，陈述的内容让人觉得离奇荒唐。警察觉得他有些不正常，就申请了司法鉴定，鉴定的结果是，他是一个严重的精神分裂症患者，不具有刑事责任能力。于是拘押半年后，他就被强制送进了六院精神科。

张正贝住院之前的疾病故事，到这里就结束了。

他住院之后，发生了什么？我喝了杯茶，到活动室的门口看了一会儿后，就回到办公室，接着往下读。

张正贝住院后的第五天，科主任组织了一次针对他的精神科大查房。

"你在这里住得还习惯？"

"还好，就是有点想家，也想孩子了。"

"家里几个孩子？"

"三个。"

"都上学了？"

"是的，我想孩子了，我想回家，我也想老婆，警察说我老婆失踪了，我很着急。"

"公安人员也在处理这件事情，你能说说那天发生了什么事情吗？"

他沉思了片刻，就讲述起那天的事，但讲述的内容完全和事实不相符："我回到老家的车站，警察过来说我老婆失踪了，要我跟他们走一趟，我不知道发生了什么事，我也想知道她去了哪里。后来，他们说她不在了，我很难过，我也是受害者。"

"警察会搞清楚这件事情的，你安心治疗。"

主任又问了他一些生病的事，他的描述和家人提供的信息比较相符，但当主任问起他妻子"失踪"那件事时，他就躲躲闪闪，拒不承认自己杀了人。

主任检查完后分析，病人存在言语性幻听、关系妄想、被害妄想，思维内容暴露不畅，情感反应平淡，提及妻子失踪时无明显的悲伤、流泪等情感反应,疑是记忆力减退,询问既往病史,不予以直接回答,对自身问题缺乏足够的认识,自知力不全。结合病史,从症状学方面、病程标准、严重程度标准和排除标准几方面综合考虑,明确诊断为"精神分裂症"。病情评估结果是:患者存在多疑,言语性幻听,孤僻被动;攻击风险为高危,须严防冲动;幻听、妄想等精神症状突出,治疗上予以抗精神病治疗;目前约束在床,辅以心理治疗,考虑联合无抽搐电休克治疗。

住院期间,张正贝在病房里的表现也是医生重点观察的指标。

他是个狠人:话少,手重。一天下午,有个躁狂的病人坐在他对面不停地说话,他厌烦了,大声制止。

那个病人不听他劝告,继续滔滔不绝,高谈阔论。他突然一拳砸在桌子上,大喊一声"闭嘴!",那个病人被他猛然的发威吓了一跳,停下来惊恐地看着他,但很快,他又继续大说大笑。

张正贝站起来,隔着桌子照着病人的头,就狠狠甩出去一拳头。他下手太重,那个病人立刻流起鼻血来。门口的看护员看到病人打起来,连忙喊医生和护士。

两个病人打成一团,不分上下。六七个工作人员匆忙赶来,把病人分开。护士拿出约束带,张正贝反抗,几个男医生和工人按住他,给他绑上了约束带。

张正贝一边踢打,一边喊叫:"吵闹的是他,为什么要绑我!"

……………

张正贝家里发生变故后,两个老人就先后病倒了,一个美好的家庭瞬间变得支离破碎。张正贝妻子的父母痛不欲生,想要张正贝家赔偿自己的女儿,并为此付出代价。张正贝父母磕头谢罪,愿意把家里的积蓄全都赔给他们。但人没了，赔多少钱都是徒劳。最后，他们看在三个可怜的小外孙的分上，就什么都没要。四个老人抱头痛哭一场，自此不再来往。

孩子们见不到父母，就问爷爷和奶奶："爸爸妈妈去哪里了？"

老人听得心如刀割。儿子得了精神病，做出杀人害命的事情，好好一个家庭，就这样毁了，做父母的也不愿意再认这个儿子。

张正贝家里发生了这样的事，村里邻人既同情他们，又躲着他们，一家老小承受着异样的眼光，在世人面前抬不起头来。

张正贝有一个亲叔叔，看着侄儿一家太可怜，就时不时去看看。张正贝住到医院里后，具体怎么样，家里谁都不知道。孩子三天两头问爸爸妈妈在哪里，孩子终究会长大，事情迟早都是瞒不住的。

张正贝住院一年后的一个假期，他叔叔带着三个孩子来医院。

四个人到了病区门口，敲门说要探视张正贝。

门开了一条缝，有个工作人员说："病人不能出去，你们也不能进来，只能在门口看看。"说完关上门，去通知医生。

几分钟后，管床医生带着张正贝到了铁门口。

铁门吱啦一声开了，医生站在门口说："张正贝，你看这是谁来看你了？"

张正贝望着门外，木然发呆。

门外的大人和孩子看到铁门里面站着一个魁梧肥胖的人，几乎没认出来他是谁。自从他规律服用抗精神病药物后，一年时间就重了四十斤，整个人都变了样。

病人站在铁门里面，家人站在铁门外面，彼此望着对方。

张正贝的叔叔看到侄儿变了样,嘴唇动了动,眼睛里渗出泪,说道:"在里面好好听医生的话,好好配合医生治疗……"

张正贝木然地看着他们,眼睛里没有光。

孩子们看到爸爸变成了"熊",本能地往后躲。

张正贝的叔叔让孩子们喊爸爸,三个孩子就再往后退。

"喊爸爸呀。"他推了一下,最小的那个孩子哭起来。

最大的那个孩子看到妹妹哭,就靠上去抱住妹妹。

叔叔又说:"喊爸爸呀。"

那个最大的孩子就怯生生地喊了声:"爸爸……"

叔叔的眼睛里瞬间掉下了泪。

孩子就在眼前,但张正贝似乎不认识他们都是谁。他看着孩子们不说话,孩子们也躲着他。

医生说:"张正贝,你有什么想说的,可以跟叔叔和孩子说说。"

张正贝摇摇头。

"要是没什么话说,就可以回去了。"

叔叔流着泪,嘱咐侄儿好好吃药,好好听医生的话。"医生,拜托你们了。"他双手合十,泪不停地往下流。

医生说:"你们放心吧,他在这里,我们会尽力去治疗。"

门关上了,张正贝被管床医生重新带回活动室。

张正贝的精神已经开始慢慢衰退,他经常独自坐着,孤僻离群,社交退缩,行为被动。他常常坐在窗户前望着外面,不和任何人说话。有时候,医生会看到他趴在桌子上睡觉,或者把玩自己的手指甲。

一年半后,科里举行了一次关于强制医疗患者张正贝解除强制医疗的讨论会。参会的人员除了精神科的全体医师外,还邀请了医务处和司法精神科的相关专家。

主治医师汇报完病史后,各科主任针对患者病情逐一展开询问。

"现在家里情况怎么样?"

"家里有三个小孩,有人帮忙带。"

"当时住院是什么原因?"

"就当时来医院开药时,发生了这件事。"

他说的这件事,是指妻子遇害。

"能详细说一说当时的情况吗?"

"那天我和老婆吃过晚饭后有点争执,后来第二天我发现老婆被害了,就报警了。"

"你发现老婆被害,怎么到了老家才报警?"

"当时我坐长途汽车回家,下车后被民警抓了才知道老婆被害了。"

"你自己怎么看待这件事?"

"我也很后悔,好好一个幸福的家就这么没了。"

"家里最近有人来看过你吗?"

"孩子和叔叔都来过,他们很忙,都在种地。"

"你以后有什么打算?"

"把孩子带好,好好生活吧。"

接下来,主任又问了一些从前吃药的情况,还有他和邻居、合作伙伴之间的关系,问他和他们之间有没有过冲突,他的回答都是,"没有过"。

他的体重比以前更重了。

"你觉得自己发胖和吃药有没有关系?"

"有的。"

"那愿意继续吃下去吗?"

"愿意。"

"你回家后怎么和孩子谈及此事?"

"只能实话实说。"

"你为什么会通过这种手段发泄?"

"我之前怀疑第三者插足。"

"你有那样的怀疑,是听到了什么话吗?"

"没有。"

"那你现在怎么想那件事?"

"心里有些愧疚,觉得对不起她。"

"岳父母从来没来看过你吗?"

"没有。"

"你和邻居有冲突,出去以后怎么解决呢?现在怎么看待?"

"之前没什么冲突,以后要是有情况,我再来医院。"

"你当时是不是觉得你妻子也有问题?"

"是的,我是想和她一起来看病的。"

"你能不能坚持终生服药?"

"可以。"

问答结束后,张正贝被送回活动室。

主任们开始讨论:患者的幻听、被害妄想等症状明显改善,事发当天的具体情况不能清晰回忆,叙述与事实有出入,可能存在隐瞒,在与妻子发生冲突后出现冲动行为,对疾病认识不够充分，出院后能否坚持服药是个严重问题，仍存在自行停药、病情复发等风险，须终生监督。服药态度及自知力仍存在问题，后期需要社会、医院、社区等多方面共同努力，帮助患者康复，这是一个长期问题，现患者仍需继续住院治疗。

之后的两年里，科里又组织过几次关于他的大查房。

但越到后来，病人的行为越被动，查房时，他除了问医生什么时候可以再给他安排鉴定，就是跟医生说他已经好了，除此之外，他很少再问其他的问题了。

时间一晃，过去了四年，现在，他已经不再提出院的事情了，也许他已经忘了外面的世界。

…………

我浏览完病案时，已经到中午。

护士长过来，抱着一箱水果，说是出院的6床家属送来的，她洗好了放在桌子上，也喊我一起过去吃。她看到我整个上午都在看病案，就说："你的同伴们都走了，你怎么还这么认真？"

我说："这里的病人和我以前看的全都不一样，我想看看他们都是怎么一回事。"

"你以前哪个科的，是不是到了我们这里觉得很新奇？"

"全科的。"

"你都看了哪些病人？"

"刚才看的是张正贝。"

护士长一听是张正贝，就又把他的事情给我大概讲了一遍。听完后，我说："那杀人犯住在医院里，大家都害怕吗，万一他再做出点什么事怎么办？"

"病人在入院时有评估，也有预防措施，"董医生回答我，"在精神科医生这里，不分好人和坏人，只分病人和正常人，犯罪办案的事情交给警察，医生只负责疾病治疗的部分。"

"这里的病人，有命案在手的不止张正贝一个人，"护士长说，"3床和5床，也是犯过大事的人，你得慢慢习惯精神科的病人。"

"3床和5床发生过什么事？"我问。

"3床杀了母亲，把母亲的头割了下来，医生问他为什么这样做，他说怕睡着了母亲杀他，就先下手防卫。这个病人五十岁，老母亲七十多岁，家里就母子俩相依为命，得病几十年都是母亲照顾。后来母亲老了，跌了一跤后骨折不能来医院，没有及时给儿子开药，断药后就发生了这样的事。"

我听得毛骨悚然，倒吸几口凉气。

护士长接着说："5床也是不好好服药才出的事，那个病人不仅患有精神分裂症，还有酒精依赖。一家三口，儿子上高中，全靠妻子一个人养活。妻子在超市里当理货员，工作十分辛苦，业余时间还去做钟点工。病人的暴力倾向十分严重，经常打骂妻子和儿子。本来要离婚，但妻子是外地人，离婚后没有房子住，就想等儿子高考结束后再离婚搬出去。可是还没到高考，病人就把儿子勒死了。"

"为什么会这样？"

"妻子回到家里看到儿子死了，就问丈夫是怎么回事，丈夫出去买酒回来，说这不是儿子，是鬼怪，说他和鬼怪大战一场，终于把他打死了。后来，他妻子也得抑郁症住院了。"

说罢，护士长的手机来了信息，她就一边看手机，一边出去了。

董医生吃了几个樱桃后说:"你下午有时间的话,可以到活动室里去看看,和病人接触一下,这样就会有个直观的认识,单听我们说,或者只看病历,是不能全面了解精神疾病的。"说完,也下班出门了。

办公室里只剩下我一个,我想着看过的病案和护士长、带教老师说过的话,久久地坐着,不知道该干什么。

窗外的阳光很红,透过淡淡的绿窗帘照在我身上,我拼了两张椅子躺在上面,久久不能入睡。

下午两点半,我独自去活动室,我想找到他们看一看。

守门的护工看到我向里面四处张望,问我要找谁。

我说:"张正贝在哪里?"

护工指着对面窗户前的那个胖子说:"在那!"

张正贝两手放在桌子上,穿着蓝格子病号服,正在望着窗外,他就是前一天上午我从活动室里出来时,看到的那个坐在窗户前的壮硕的中年人。

我走进活动室,老远看着张正贝,不太敢往他跟前走。活动室里有几个病人正在看电视,也有几个病人聚在一起打牌。张正贝看了一会儿窗外后,就趴在桌子上睡觉。我很想走过去和他说几句话,但心里害怕,就踌躇着站在远处观察。

一个年轻病人走过来,问我:"我爸爸什么时候来接我,我已经被关了30天。"

我说:"你的管床医生会和你谈这件事的。"

他跟我借手机,说想给家里打电话,另一个和他年龄差不多大的病人走过来,把他拉走了。

我远远观察了一会儿后,再次去问护工:"3床和5床分别是哪一位?"

护工一一指给我看。

他们看上去都很胖,都单独坐着,不和任何人说话。

张正贝睡了一会儿后,抬起头来又望着窗外。

我鼓起勇气走过去,他看到身边来了医生,就回过头木然地看着我。

"你叫张正贝?"我问。

他没有说话。

"你来这里多久了?"

他茫然地看着我,还是没有说话。

我看了一下他的腕带,上面写着"张正贝",没错,就是他。

"你想家吗?"我再次问。

他望了一眼窗外,淡淡地说:"我什么时候可以回去?"

我没有回答,也不知道再问他什么。

精神病患者的暴力犯罪,受害者往往是亲人。因此早期识别,早期预警,早期干预,及时送至医院救治,是防患于未然的最佳途径。

8 床榻上的人生

这是春节假期过后的第一天,大家又回到工作岗位上,似乎还没从欢庆的节日氛围中回过神,就被紧张忙碌的工作拽到日常轨道上来。

早晨,我来到了科里,看到钱主任和郑医生老早到了,往常这个时候,只有值夜班的医生才会在,但这天,她们却都已经换好工作服,穿戴整齐地坐在电脑前。

钱主任和郑医生一边查看电脑,一边小声说话。我不知道她们在谈论什么,但从她们严肃紧张的神情看,放假这几天,肯定发生了什么重大的事。钱主任和郑医生谈了一会儿,交代几句后,就匆匆走了。

晨会交班时我才知道,大年初五的傍晚,有个新来的病人上吊了。

下午五点钟,活动室里的病人正在排队打饭,舀饭的师傅抬起头,忽然看见对面的卫生间开着门,有个病人正吊在半空中。他连忙放下勺子,一边喊人,一边冲出去。

医生和护士匆忙赶来,将病人从房顶的水管上解下,看到她面色苍白,口唇青紫,已经没了自主呼吸和心跳。几位医生轮流进行心脏按压,并通知家属。抢救两个小时后,病人就转到了重症医学科的监护室。

病人是趁着吃饭的时间,把自己的衣服拧成绳挂到卫生间的水管上去的。她的自杀毫无征兆,就在上吊前几分钟,还在活动室里不停地找人聊天,并且走来走去。她三十三岁,是位未婚的女医生,郑医生询问病情时,她说自己最近除了有些失眠,再没有别的任何问题,她这次来住院,主要是想把睡眠调理一下。可是谁也没有想到,她来这里才半天,就上吊自杀了。

晨会交班前,钱主任到重症医学科监护室去查看,发现病人还没有醒来。

"这个病人到目前还处在深度昏迷状态,父母提出想做高压氧,但几天时间过去了,病人还是一动都不动,所以能不能醒来仍旧是个未知数。她大概率会变成植物人,最好的结局可能就是恢复到张兰香那样,但十有八九要走法律程序……"

钱主任沉重地讲述事情发生的经过,大家静静地听着,心里默默惋惜,晨会的气氛格外凝重。

这几天,钱主任每天都要去医务处和重症科,病人的情况很不乐观,她和家属多次沟通,补充询问病史,才知道病人入院时,家属和病人对病情都有隐瞒。

"病人的父母只有这么一个独生女,不知道他们当初隐瞒病情的意图是什么,但事情变成这样,人人都很懊恼。"

钱主任显得十分沮丧,我们听着的人也都心情沉重。

一个病人，和医生斗智斗勇，一心求死，而她的父母却也帮着自己的孩子对医生隐瞒病情。我想，若是这个世界上有后悔药，她的父母定不会这么去做，不隐瞒，医生就不至于误判，就不会不采取最高等级的保护措施……可是，现在一切都晚了。

钱主任无比痛惜地讲述完这个惨痛的教训后，再次强调了病区安全的重要性，并要求深刻反思和检讨，持续进行整顿和改进。

交班完毕，主任走出护士站，一群医生默默地跟在身后，往重症监护室走去。

重症室里，左手边第二张床上，坐着一位中年女病人，留着短发，头发花白，面容黝黑，她一看到医生进来，就忙从床上起来喊医生先过去看她。她有严重的幻听，怕听了小鬼和阎王的话会去自杀，主动要求医生和护士把她保护约束起来。

主任问："你感觉怎么样？"

"我就是怕听了小鬼的话从窗户上跳下去，"她像见了救星似的迫不及待地说，"我要求你们把我绑起来，我以前跳过楼，摔断过脊椎骨，我知道跳楼有多可怕，所以你们一定要把我看好，最好是绑在床上，不要让我听了小鬼的话，再从楼上跳下去……"

主任问完她的情况，跟管床医生交代了几句后，就去查看下一个病人。

"张兰香，你昨晚又吃黄连素（小檗碱）了？"主任问靠着卫生间墙壁的那个中年病人。

"是的，"张兰香躺在床上，口齿不清地回答，"昨天我又拉肚子了，不过，吃了一次黄连素后，今天就好多了。"

"那就好。"

护工把她扶起来。她坐好后拉起上衣，指着肚皮上的几个红点说："我这里痒，起了小疹子，是不是吃芒果过敏了？"

主任弯下腰仔细查看，一边检查，一边询问。

张兰香说了很多，从拉肚子说到起皮疹，再说到晚上做噩梦，把长长的梦境叙述了一遍，又开始说她睡觉时压得骨头疼，并且指着骶骨和两侧的髂骨给主任看。她反映的问题很多，全是一些琐碎的轻微症状，但主任却听得十分认真，无论病人说什么，她都耐心查看和解答。

主任比以往任何时候都更加关怀张兰香，她的语气和眼神，让我觉得有种莫名的意味深长。

钱主任和郑医生站在旁边看着张兰香时，也与平时格外不同，她们和她说话时也显得小心翼翼。

我有些纳闷，不知道大家为何突然对这个住了多年的病人，显得如此谨慎。

我想起刚才晨会交班时，钱主任提到了张兰香，莫不是上吊的那个病人与她有什么关联？我又想起才来科里时，有次郑医生和我说："张兰香是个有故事的人，你可以去和她聊聊……"

她有什么故事？从前，我对她没有过太多关注，但今天大家对她的态度都这么奇怪，似乎友善地超过了边界。她到底和那个上吊的病人有什么关联？我怀着满腹疑问，走在钱主任和郑医生后面，跟着查房的队伍出了监护室。

走在过道里，我听到郑医生和钱主任一路走，一路低声说话。

"张兰香当时也是三十三岁，她们俩竟然选择的方式都是一样的。"郑医生低声叹道。

"是的,她们不但选择的方式一样,连两个人的家乡都是同一个地方,"钱主任感慨,"有些事情,真是难以说得清楚……"

我轮转到这个科室学习,已经过去了三个月,在这三个多月中,我经常看到张兰香躺在床上,由护工全程护理。我也会偶尔看到她坐在轮椅上。她腿脚瘫痪,口齿不清,偶尔还会发癫痫。我知道这是脑损伤的后遗症。

最常见的脑损伤有脑梗死、脑出血、脑外伤、脑肿瘤,还有在生产时导致的脑损伤,但她是何种损伤,又是何时损伤,我不得而知。

我听说她是个老病人,已经断断续续住了十多年院,最后一次来这里住院,已经四五年了,住进来后再没有出去过。这些年,她的管床医生换过一个又一个,新来的医生重新接管后,只是问问日常情况,对既往详细病史也缺乏兴趣。我看到每次主任查房时,她都会问很多问题,主任对她也很客气,本院的资深医生也都有点依着她。我不知道这是为什么,但直到现在,有个年轻的女病人上吊后,大家又都重新关注起她,仿佛上吊的人不是那个女医生,而是张兰香。这让我意识到,她残疾的病史,可能并没有看上去那么简单。

"她为什么一直住在这里?"我忍不住问郑医生,"她当时发生了什么事?"

"当年,兰香也是上吊的,手段和这个医生一模一样。"

我听到郑医生这样回答,有些震惊,我设想过她残疾的种种原因,但就是没有想到上吊。我想再问点她的情况,但有个病人走过来打断了我们说话。

那个女孩正在上高二，拦住郑医生，想让郑医生给她父母打个电话，把她的复习资料带过来。郑医生和那个女孩说完话时，我们已经跟着主任走到了另一张病床前。

主任开始查新的病人，我没有机会再问张兰香的事情了。

十点半，钱主任又去了趟重症医学科，回来后，大家围上去问那个上吊的女病人。

"家属怎么说的？"

"他们明天想转院。"

"兰香家里当时闹得那么厉害，他们家说什么了吗？"

"还好，比兰香家人冷静，也许他们自己也知道女儿的病情，他们故意隐瞒病史，这就让评估出现很大的误差，所以也不仅仅是我们的原因。"

家属没有找碴，钱主任显得轻松了许多。

大家又开始讨论起她入院时的情况来，并时不时和张兰香做对比。我查看病历，发现她总共在这里才住了一天，关于她疾病方面更多的情况，已无从得知。

虽然大家讨论的是已经转走的病人，但说得最多的却是张兰香。张兰香住在这里已经十多年，她的病案已经记录到了五百三十页。

十多年前，张兰香到底发生了什么？我打算把她的病案从头到尾看一遍。

二〇一二年二月的一天，天气还没有变暖，空中下着小雨。

在一片宽阔平坦的土地上，矗立着几栋灰色的小洋楼，周围种着树，树枝光秃秃的，没有叶子，旁边的空地上也都是些泥土，生命的气息尚未出现。其中一家小洋楼的院子里拴着一只小黑狗,时不时叫几声。

张兰香在家门口的花园里种小菜,丈夫在旁边帮忙。菜地旁的池塘里游着几只鸭子,时不时将嘴巴伸进水里叼鱼。

远处的小路上过来一对年轻人,看到地里干活的人,老远喊道:"姐姐姐夫,我们来看你们了。"

他们是张兰香的弟弟和弟媳妇。

张兰香的丈夫看到他们,连忙上前客套地招呼:

"小郭这裙子很漂亮啊。"

"姐夫真会夸人。"

两人笑起来,愉悦的神情一下子刺激到了张兰香。

张兰香看到丈夫和弟媳有说有笑,心里升起一股莫名的悲愤,暗自抱怨,自己换件新衣服,从没看到丈夫如此开心过,弟媳妇穿件黑裙子跟个乌鸦似的,丈夫却要这样献殷勤。

她压着心中的妒火,当着弟弟的面不好发泄,就阴阳怪气地骂池塘里的鸭子:"这些畜生,嘎嘎嘎地吵死了,还没到春天呢,就这么犯贱。"

大家听着她话里有话,便不再说话。回到家里,婆婆做饭招待儿媳妇的娘家人。

饭桌上,张兰香格外敏感,觉得丈夫和弟媳妇太过亲热,忍无可忍,就又指桑骂槐。一顿饭没吃完,大家就不欢而散。

弟弟和他媳妇走后,张兰香就和丈夫吵起来。公婆过来劝架,劝不住;儿子就过来抱住妈妈的腿,哭着说别吵了。

张兰香一把推开六岁的儿子,小小的孩子禁不住妈妈使那么大的劲,一个趔趄,后退几步,仰面倒在地上。孩子后脑勺着了地,痛得哭起来,大家忙去哄孩子,张兰香就摔门出去了。

太阳落山了,天空暗了下来,傍晚的风从江边吹来,飒飒地从干枯的枝丫上吹过,吹到张兰香的衣领里。她打了个寒战,裹了一下衣服,沿着田间的小路一直往前走。

不知从什么时候开始,她渐渐觉得丈夫对她有了二心,觉得他看自己的时候,眼睛里再也没有了火焰。当初,她皮肤雪白,身材苗条,模样好看,工厂里有好几个男青年追求她,但在那些众多的追求者中,丈夫是对她最好的人,所以她就嫁给了丈夫。

如今儿子已经六岁,渐渐地她觉得从丈夫的眼睛里再也看不见当初的光芒。不幸的是,她却看到丈夫看别的女人时,都会充满兴趣。门口的邻居、自己的弟媳妇……只要是稍有姿色的女人,他似乎全都入得了眼。她暗暗提醒过几次,但丈夫总是屡教不改。

现在,她觉得丈夫甚至当着众人的面,和弟媳妇眉来眼去,这叫她的颜面往哪里搁……

她越想越难过,脚下的泥土绊了一下,她差点跌倒,就停下来坐到池塘边,看着镜面一样反光的水面哭起来。

暮色越来越重,天渐渐黑了。

丈夫哄好孩子、洗好锅碗、收拾好房间时,还不见张兰香回来,就到外面去找。

路灯亮了,他沿着门口的小路一直往前走,经过几根电线杆和几个路灯,在一里外的池塘边,找到了张兰香。他看到妻子坐在池塘边哭泣,吃了一惊,就老远喊她。

张兰香不理他。

他走上去哄她、逗她、拉她，终于，她扑哧一声笑了。

张兰香原谅了丈夫，跟着丈夫回了家。

夫妻吵架，小吵小闹本无伤大雅，但日子若天天如此，就有些劳心费神。

自从这天之后，张兰香对丈夫的疑心与日俱增。只要看到他和女人说话，就会觉得他与那个女人有不正当关系。开始，丈夫总会解释，但时间久了，他觉得厌烦，便不再解释，就任由妻子胡闹猜测。

一天，邻居家的女人过来借铲子，张兰香看到丈夫和那个女人站在院子门口说话，心里很不高兴。女人走后，她就又和丈夫大吵一架，吵完后就回了娘家。

第二天，丈夫心想妻子的气应该消了，就去丈母娘家接妻子。

丈母娘看到女婿背着大包小包来家里，进门连连认错，态度十分诚恳，就做了一桌好吃的。

女儿看到母亲不停地给丈夫夹菜，丈夫也频频给丈母娘敬酒，就怒从中来。失去理智的愤怒像毒蛇的烈焰，从她的舌尖上吐出来，她用最难听的话骂了丈夫和母亲，然后摔门出去。

张兰香从母亲家里出来，心情十分沮丧，觉得世上所有的人都背叛了她。

"真是活不下去了。"她一边走，一边哭，跌跌撞撞回到家里，儿子过来喊妈妈，她也一把推开，独自关门睡了。

她不再去娘家，也不愿意出门见朋友和邻居，她觉得这世上所有的人都对她不怀好意，觉得所有的女人都和丈夫有染——包括生她的母亲，这真是奇耻大辱！

她很少再出门，偶尔出去，也是独来独往。儿子想要黏着她，她却一把推开——"去找你爸爸。"

"可是妈妈，明天我要考试，爸爸现在不在，你就帮我看看这道题吧。"

她没有看孩子递过来的数学题，但一听要考试，就赶快去看皇历。

第二天，她比往常任何一天起得都早，她老早起来，搬了椅子坐在门口。

一家人觉得纳闷，不知道她大清早坐在门口做什么，直到儿子吃完早餐，背起书包要出门，才明白她坐在门口是在堵孩子。

"你不能出去，皇历上说：今日不宜出门。"

她挡在门口，不让儿子出去。

儿子急得要哭，丈夫和公婆也都过来劝她让开。她一个人抵不过四个人，就挪开了位置。丈夫送儿子出去，她追在后面不停地喊："不宜出门……不宜出门……"

家人觉得她变得有些古怪，但并没有细想。

时间到了五月，池塘里的水渐渐变暖，两岸的田地也渐渐变绿，房子周围的树上长满了大片的叶子，街上到处可见穿着裙子的女人。可是，张兰香却穿着羽绒服，从冬天一直穿到初夏。五月，温度已接近三十摄氏度，她热得汗流浃背，开着电扇整日整夜对着自己吹风。

丈夫劝道："这么热的天，你把羽绒服脱了吧。"

"不能脱，电扇吹出来的风有寒气，"她把羽绒服往紧里裹了一下说，"穿少了，风会吹进骨头里。"

"那脱掉羽绒服,就可以不用吹电扇了。"

"这么热,不吹电扇那怎么行。"

她不听劝,不脱冬装,也不关电扇。

她对红色变得敏感起来,觉得那是一种不吉祥的颜色,便把以前的红衣服全都从柜子里翻出来,扔到了池塘里,也把阳台上的一个红色陶瓷花盆用白色塑料袋套起来。

婆婆做了西红柿炒鸡蛋,她用筷子翻搅几下,挑出来几块鸡蛋后,就把剩下的半盆西红柿端到厨房里,倒进了垃圾桶。

"红色代表血光之灾,以后不要吃红色食物了。"

家人对她的反常行为感到疑惑,以为她的这些想法是从网上的那些算命小文章里看来的,就劝说她:

"那些迷信的东西,你看看就好,不能全信。"

"你们不懂……"

她对自己的想法坚信不疑,谁都说服不了她。

六月,她从院子里出去,走在两边全是稻田的小路上,走过一个又一个绿油油的长满了大片大片荷叶的池塘,看鸭子在水上嬉戏,看水鸟从天空飞过。

这些曾经都是她喜欢看的景色,但现在全都不在她的眼里了。美好的生活似乎离她越来越远。她觉得一切都不可信任,觉得自己的丈夫要害她,觉得体内有个"血魔"在控制她的一举一动。

她听到"血魔"说:"你爬到地上吃泥土。"她就爬到地上,伸出舌头舔地上的泥土。她听到"血魔"又说:"把狗杀了,把它的心掏出来。"她就找来一条肥料袋、一根木棒和一把菜刀。她打算先用袋子把小狗套进去,然后再用乱棒把它打死,接着再把它的心脏掏出来。

公婆和丈夫看到她用塑料袋子套狗，就上去阻拦。

她反抗起来，顺手从地上捡起一块砖头，猛然砸到自己的脑门上，她打算再砸第二下时，被丈夫冲上去拦下了。

丈夫夺下砖头，扔到院子里，她就哭着跑进了房间。

家人跟着进去时，看到她已经坐在地上，抬头仰望屋顶。

"'血魔'在梁上。"

她望着屋顶的横梁，对空说话，似乎在和什么人交谈，那些无厘头的话，让人听得十分害怕。

精神分裂症最常见的症状是幻觉和妄想。患者可能会在听觉、视觉、嗅觉、味觉、触觉等各方面出现各种幻觉，如听到不存在的声音，看到不存在的人或物，等等。患者可能会出现各种妄想，如妒忌、被迫害、被控制、被监视等。

如果她的家人稍稍知晓一些关于精神疾病方面的知识，可能就会意识到张兰香出了精神问题。但他们都以为她中了邪，就向亲戚邻居去请教。亲戚邻居中也没有一个人比他们更有智慧。

有人说："人被鬼附了身，就会和鬼说话。"

于是，他们选了一个黄道吉日，请来神婆在家里做法事。

神婆来了，洗手更衣后，在堂屋的桌子上摆好供品，点燃香火，然后开始念诵经文。

张兰香仰面躺在床上，一动也不动，她的丈夫和公婆跟在神婆后面祷告。神婆念完经后，走到张兰香身边，在她身上拍打几下，然后用手做出拿针灸的动作，对着病人身体各个部位"扎下去"，并轻撑几下。接着她写了一张纸符，念经焚烧后用水冲化，让张兰香喝下去。

小时候,我在北方时,听大人讲过阴阳先生"赶鬼"的故事,那些被鬼附身的病人大多是年轻的女子。阴阳先生"赶鬼"时,会将女子用粗壮的麻绳捆绑起来,然后一边抽打一边审问。问鬼从何处来,前世有何冤屈,现在附在活人身上有何诉求。若是那犯病的女子不肯回答,就会被"审鬼"的先生抽得皮开肉绽,跪地求饶,甚至昏死过去。

我上精神科理论课时,听主任讲精神病的发展治疗史时提起过欧洲的中世纪,欧洲人对精神病的理解受基督教神学的影响,大部分民众都认为精神病的病因是上帝的诅咒或惩罚,又或是魔鬼撒旦的入侵。因此,囚禁和挨打是他们对待精神病人的主流方式。

如今,人们对待精神病人早已不再像从前那样残酷,但无知和偏见仍处处存在。

神婆隆重地做完法事后,张兰香的精神状况并没有顺着家人的想象有所好转,而是走向相反的境地。

六月末的一天,她坐在家中,听到身体内的"血魔"和她说:"出去吧,从这个门里出去,沿着路一直往前走。"

她就从门里出去,按着"血魔"的指令,沿着稻田边的小路一直往前走。经过几根电线杆,她走近了曾经坐过的那个池塘边。

这时,"血魔"说:"停下来,走到池塘边去吧。"

她就走到了池塘边。

"跳下去吧,跳进池塘里去。"

她纵身一跃,跳进了水里。

碧绿恶臭的池水钻进她的嘴巴和鼻子里,呛得她失去呼吸,她觉得眼前一黑，沉重的身子在水里扑腾几下，就往深处沉下去。

张兰香听从"血魔"的指令，失去现实检验能力，不能分辨这声音来自何处，也不再去思考按着这种指令去做，会是什么后果。

她好像睡着了，做了一个长长的梦。梦中，她站在黑暗的荒原上，四周一片寂静，死一样的寂静，没有花草，没有树木，没有飞鸟，没有走兽，一切都是黑洞，毫无边际的黑洞，寒气逼人，阴冷潮湿。她迷失了方向，不知道往哪里去。她奔跑着大声呼喊，但发不出声音，胸口沉闷，像有沉重的石头一下一下敲击心脏。她在黑洞里奔跑了好久，一边奔跑，一边呼喊。渐渐地，黑洞变浅了，有微弱的光亮升起来，越来越亮。她突然喊出了声音，哇的一声吐出一摊水来。

张兰香醒了，她睁开眼睛，看到周围围着一圈人。她跳水的时候，被附近的几个庄稼人看到了，众人呼喊着从四面八方奔来，把她从水中捞起，放到池塘边的草地上，就地心脏按压。她吐出几口水后，就恢复了呼吸和心跳。

二〇一二年六月，她被家人送到了六院的精神科，医生诊断她患了精神分裂症，收治进封闭病房。他们刚一迈过沉重的铁门，身后的门就砰的一声关上了。

护士领着她往走廊尽头的重症监护室走去，丈夫和弟弟送她进来。他们从铺着海蓝色皮革的走廊上一直往前。

有哭喊和尖叫的声音从他们路过的房间里传出来，张兰香听得惊心动魄，转身要逃，弟弟和丈夫挡住，连扶带架，把她送到了重症监护室。

张兰香站在窗前，背靠着玻璃环顾室内，她看到房间里共有六张病床，有三张空着，另外三张床上各有一个病人，有的坐着，有的躺着，她们的四肢都被绑在床上。有个年长的病人，手背上输着液体，正在自言自语；另外一个病人，背对着外面，陷在仇恨绝望的深渊里，不停地对空谩骂。

张兰香恐惧地看着眼前的一切，吓得一动也不敢动。

那个骂人的病人，对着墙壁不停地挣扎。

"你道貌岸然，你狼心狗肺，你丧尽天良，你断子绝孙，你不得好死……"

她骂得声嘶力竭，不停地甩头、揣拳、踢腿、摇晃，一遍一遍地诅咒。

有个护士过去，拍了拍那个病人的肩膀，安慰她。

病人说："我要喝水。"

护士就让旁边的护工给她倒来一杯水。

护士看着病人喝完水后，就让护工带着张兰香的丈夫和弟弟去活动室安置行李。

张兰香追出去："我不要住在这里。"

她在过道里奔跑着大喊："我要回家，我不是精神病！"

她要逃跑，大家一起赶来，把她重新驾到监护室。

她愤怒地踢打叫骂："你们全都是犯人，你们囚禁我，控制我的人身自由，我要报警……"

她挣得全身是汗，但抵不过大家，被四五个医护人员合起来约束到了病床上。

她的四肢被绑到了床上，再也无法逃脱，就绝望地大哭起来。她住院的前几天，丈夫每天都在陪床。

她不承认自己得了病，总想找机会逃跑。她每天都能听到"血魔"的指令，不是让她跳楼，就是让她上吊或者割腕。这种指令，无一不是指向生命的终结。

她在大量幻听和妄想的支配下，随时都可能做出自杀的举动。她作为重症病人被严格照护起来，入院后第三天，医生就紧急申请了电休克治疗。

电休克治疗七次后，她体内的"血魔"就逐渐消失了，她不再听到任何指令，也不再做伤害自己的事情。"丈夫和别的女人有染"的妒忌妄想也渐渐退去，她的精神回归到了大众的世界，一个月后，她好转出院了。

我看完张兰香第一次的住院病历时，已经到了中午十二点半。食堂马上要关门了，我换下白大褂，赶快往食堂赶去。

我从六号楼的十八层乘电梯下去，出了大厅，沿着花园里的石板小路，一路小跑，飞奔到三号楼二层的食堂里。

食堂的门还开着，但里面已经变得空荡荡了，只有一个胖乎乎的阿姨正在收拾盘子。打饭的窗口早已没有了人，盛菜的大铁盘也早已搬走了，只留下几个大空洞。

师傅正在后堂里刷碗，听到外面有人喊叫，就走出来一位阿姨。

"你来得太晚了，现在早已没菜了。"

她同情地望了我一眼，转身又望向壁橱，突然看到壁橱上放着一个塑料袋，里面装着一盒饭。

"太好了，"她把那盒饭提过来，"正好这儿有一份，是心电图室的一位医生退订的。"

盒饭已经冷了，但我还是狼吞虎咽地把所有的菜扫得一干二净。

早春，气温还没有回暖，六院的梧桐树和银杏树全都落光了叶子，光秃秃地立着。

吃完午饭后，我从食堂里出来，在六号楼前的小花园里逗留了一会儿。我看到草地上冒出来一点绿意，就在那里的木板条椅子上坐了片刻。有病人的家属过来，坐到了旁边的椅子上。我就起身离开，沿着小路，去了六号楼后面的一个小坡上。

我不知道张兰香生病之前是什么模样，现在，她是一个四十五岁的中年人，身体残疾，生活完全不能自理。

她第一次住院的病历记录里，没有提到任何关于她躯体残疾的问题。

我来这里学习，已经看着她度过了三个多月，可是，过去的三个多月里，我根本没有太关注过她，我只知道这里的资深医生和护士都很顺着她，但到底是为什么，难道就是因为她躯体上有残疾吗？郑医生说她上过吊，但这是什么时候的事，当时到底发生了什么？

我边走边想，从一条狭窄的路上过去，看到一座废弃的旧楼，布满灰尘，破了的玻璃窗户上结着蜘蛛网。我停下来往里面望了望，里面破败不堪，堆满杂物，厚厚的灰尘落在上面，遮盖了原有的颜色，看上去荒芜了不止十年。

张兰香断断续续住在这里，也已经过去十年。十年时间说长也长，说短也短，她的儿子现在应该也已经成年了吧，不知有没有来看过她；也不知道住院期间，她有没有请假回过家。如果没有，往后她还能回归到家庭中去吗？

想着这些，不知不觉，我又回到了医生办公室。办公室里一个人都没有，大家都去午休了。

我有些犯困，就拉上窗帘，打开一张前面的医生留下来的折叠床，靠在窗户前躺下来。

我要好好睡个午觉，等睡醒了，再继续阅读张兰香的病案。

二〇一八年八月，一个炎热的下午，金海路派出所里突然来了一位不速之客。一个三十多岁的女人，衣冠不整，神色慌张，从口袋里掏出一袋咖啡色的小粉末，放在值班民警的桌子上。

"警察，我要举报，有人吸毒。"

"具体什么情况，你坐下来慢慢说。"

警察一听有人吸毒，立即重视起来。

女人回头望望外面，确定自己是安全的，就坐下来。

"我要举报的吸毒者是我儿子，这包毒粉是我刚才趁他们不注意时偷偷拿出来的。"

警察看了一下包装，是一包速溶咖啡，就半信半疑地问道："这不是咖啡吗，你怎么会说这是毒粉？"

"这肯定是毒粉，最近，我就觉得儿子不对劲，他总是背着我偷偷地抽什么东西，我怀疑他在吸毒，但一直没有证据。今天，他有几个朋友来家里，我闻见一股烟味，就怀疑他们是伪装成抽烟的样子在吸毒。我偷偷地躲起来，看到他们吞云吐雾，白白的烟圈在屋子里升起来，就觉得这肯定是什么毒粉释放出来的毒气。我不敢出去，怕自己也会吸到毒，就一直躲在房间里。我把门开了一条小缝，站在里面偷看，我想找到他们吸毒的证据，就一直偷偷地看着。果然，过了一会儿，我就看到他们从一个盒子里拿出来几个小塑料袋，然后撕开，把粉末倒进了杯子里。"

"你说的粉末就是这个吗？"

"是的。"

"你上过学吗？"

"上过，初中毕业。"

"那这上面的字，你应该都认识的吧？"

"当然认识。"

"这不是速溶咖啡吗？"

警察撕开包装，一股浓浓的咖啡味飘散出来。"你怎么会说这是毒粉？"

"这是他们的伪装，故意把毒粉做成咖啡的样子，因为他们抽的时候，房间里弥漫着白白的烟雾。"

"他们吸的是这个吗？"

"不是，他们吸的是烟——不，是将这个粉末包进烟卷里，包装成烟的样子。"

"你不是看到他们把这个粉末倒进了杯子里吗？"

"是的，正是因为我看了，所以他们才把这个倒进了杯子里。我装作在客厅里找东西，趁他们不注意，就赶快偷了一包装进口袋里。我怕他们发现少了东西，会杀人灭口，就来不及换衣服，赶快跑出来到这里报警。"

"你叫什么名字，家住哪里？"

"张兰香，金海路 14 号。"

警察觉得眼前的人说话很可疑，前后存在逻辑问题，就把她暂时留在派出所，然后赶快去调查。他们调查后发现来人说的这一切都子虚乌有，再调查下去，发现原来是个精神分裂症病人在报假警，于是通知监护人，一起把她送到医院里来。

"为什么要带我去那里？"张兰香不愿意来医院，"我不去！我儿子吸毒，我要你们救儿子，我把毒粉都交给你们了，你们赶快去化验。"

"好！"警察说，"我们会去化验，也会救你儿子，但现在要救你儿子，你就首先得配合我们去趟医院，要不我们也帮不了你。"

为了儿子，她听从了警察的劝说。

二〇一八年八月二十七日，在警察和丈夫的陪同下，张兰香被第二次送到了六院精神科。

"张兰香，这次住院是什么原因，怎么是警察送你来的呢？"主任问。

"他们一起骗我，说来六院才能救我儿子，我信了他们的话，结果他们把我送到这里关起来后，就都走了。"

张兰香把入院前报警的事跟主任说了一遍。

"这次，你有没有听到'血魔'和你说话？"

"没有，那次住院治疗后，就再没有'血魔'了。"

"那有没有凭空听到别的声音和你说话？"

"有时候会有。"

"他们会说些什么？"

"主要还是说我儿子吸毒的事。"

"你儿子吸毒，是那个声音告诉你的吗？"

"是的。"

"你最近有没有吃药？"

"没有。上个月药吃完后，就没有再来开了。我的病已经好了，所以不需要再吃药。"

"那跟你说儿子吸毒的这个声音，是不是停药后才出现的？"

"是的。"

....

张兰香自行停药后，又出现了明显的幻听和妄想症状，她曾经有过跳水自杀史。主任查完房后，要求重点监护，重点防范。

她第二次入院后，照例住在了以前住过的那张病床上。

中午十二点，午餐过后，监护室里的病人都休息了。护士正在工作间写记录，听到有人敲玻璃，抬头一看，外面是张兰香。

"护士，麻烦您开一下卫生间的门，我要上厕所。"

护士放下笔，拉开抽屉，取出一串钥匙，从玻璃间里走出来。

"进去吧！"

护士打开卫生间的门，站在门口说："我在这里看着。"

张兰香走进去："你把门关一下，不要看好吗？"

她拿出一片卫生巾。"我来了例假要换卫生巾，你这样盯着，我不好意思换。"

护士觉得病人说得有些道理，就转过头望着外面。

"你还是把门关上吧，就一小会儿，你这样站在门口，我还是不自在。"

护士犹豫了一下，觉得关上门，看不到病人，会有些不安全。但又一想，病人只是换个卫生巾，又不是拿着利器会伤害到身体，何况自己就站在门口，病人也跑不出去。

"那好吧，你快点换。"护士把门轻轻关上。

张兰香在里面愉快地回答："好，我马上就好。"

护士站在门口等着，五分钟过去，不见病人出来，就敲门问道："换好了没有？"

里面没有回答。

她又敲了几下，问道："张兰香，好了没有？"

仍旧没有回答。

护士感到不对劲，连忙推门，却发现门在里面反锁了。她急得额头冒汗，连忙拿出钥匙，开门进去，但已经晚了。

张兰香上吊了，上吊的工具是她身上穿着的那件打底薄线衣。她把线衣的两只袖子绑成环，将自己挂到了屋顶上靠近窗户的水管上。

呼喊抢救的过程，和几天前抢救在活动室卫生间上吊的女医生时一模一样，具体的细节就不再赘述了。

张兰香从进卫生间到上吊后停止呼吸和心跳，总共不到十分钟。她周密的自杀计划、快速的行动能力和自杀前不露痕迹的隐藏，给所有医护人员都上了一堂大课。

谁都不曾想到，在这样严防死守的情况下，仍出了漏洞。死神招手，寻死的人真是掩饰得天衣无缝！

张兰香的抢救过程十分艰难，就地进行心肺复苏之后，一直处在昏迷状态，转到重症医学科后，在监护室里住了整整两个月。她被切开了气管，身上插满各种管子，昏迷了十几天后，终于醒来了，但醒来之后，她就从此不再是原来的自己。

以前的她，只是存在精神疾病，鬼门关里走了一趟后，她的躯体也残障了。脑损伤的后遗症，不但让她丧失了穿衣、吃饭、如厕、行走、梳洗等日常生活能力，也让她变成了一个口齿不清的结巴，她还总是发癫痫，抽搐时，大小便都会失禁。

张兰香自杀未遂后，留下了一系列问题：家属问责，医院整改，后续治疗，精神赔偿，等等。

具体的赔偿事宜没有记录在病案里，但她在重症医学科里住了两个月后，要求重回精神科，她回来后，仍旧住到了原先的那张床上。

这不是最完美的解决方案，家属和病人都还有诸多不满，但这是最合适的解决方案了。

张兰香在这里住了半年后，精神症状就基本全部消失。但她没有出院，因为她的躯体再也站不起来了。她成了这张床上永久的病人，她已经住了好多年，也许将来还会一直住下去。

我看完张兰香的全部病案时，已经到下班时间了。

太阳落西，天空渐渐暗了下来，我像是从一个长长的电影中走出来，电影结束了，我坐在椅子上，不知道该做些什么。

9　家暴中的女人

重症室里,有六张床位。

主任带着我们进去后,最先查看门口的那个长发女病人,她躺在床上自言自语,主任问话,她一句都不回答,沟通无效只好去看下一个。

靠窗住着的那个病人,留着短发,戴着黑框眼镜,看上去有五十岁,但实际上已经过了六十岁。她看到主任过来,就站起来熟络地打招呼。

主任问她这次来住院是什么原因,她挥挥手说:"我是来休养休养的。"

"那总归有个原因?"

"没什么原因,"她轻描淡写地说自己曾经想要当国家主席,但现在退休了就不再想了,"不过主宰国际形势的能力还是有的。"

"是吗?"主任笑了。

"是。"

她低头去看主任的胸牌。"你年轻时候十分儒雅,精通哲学、文史地理，你和我谈古论今……"

她当过一段时间的政治老师，后来去了企业做行政和宣传。"我从小就喜欢学习马克思主义哲学和毛泽东思想，因为我从小的理想就是当国家主席。"

"那你读到什么学历？"

"这个不重要，"她摆摆手，"我有伟大的抱负和超能力，我要培养儿子做国家主席……"

"闭嘴！"

门口那个年轻的长发女病人突然从床上站起来，一手叉腰，一手指着她骂："你烦不烦，一天到晚高谈阔论吹大牛，现在，我用国家主席女儿的身份命令你闭嘴！"

两个病人吵起来。

医生劝架，她们谁都不让谁，并且越吵越凶。

主任看她们都不罢休，就转身去看对面中间床上的寸头女病人。

寸头病人穿着花格子睡衣，盘腿坐着，正在看书。桌子上放着一支铅笔和几张雾蓝色的A4纸，上面抄着读书笔记。她看到主任过来，就合上书两手抱头趴到桌子上。

"李泾河，为什么看到我过来，就把头捂起来？"

寸头女不说话，也不抬头。

对面的两个女人吵得不可开交，年轻女人跳下床要打那个戴眼镜的哲学女，管床医生连忙过去拉架，但两个病人的肢体刚接触到一起，就一下子和好了。她们抱在一起扭着腰肢唱起歌来，这突如其来的翻转，简直让人目瞪口呆。

欢快的歌声从重症室里传出去，引得外面的病人前来观看。

她们越唱越响,越扭越欢,从床边跳到门口,又从门口跳到窗前。医生想让她们俩安静下来,但她们根本不听劝。

大概两个人太得意忘形,惹得"寸头"很不开心,她突然抬起头来吼道:"别吵了!"

雄浑的怒吼从中年女人的胸腔里发出来,连吼三声,像狮子一样,震得墙皮都要掉下来。等吼声停止,大家才发现那两个唱歌跳舞的病人,早已停下来闭了嘴。

所有的人都被"寸头"的怒吼威慑住了,病房里静得出奇。这时,大家看到"寸头"面色发红,牙关紧咬,眼角挂着泪水。

主任轻声问道:"李泾河,你是什么原因来这里的?"

李泾河哭了,泪水从她那刻着皱纹的眼角流出来。

"他非要和我离婚,"她变了口吻,柔声说道,"二十五年了,二十五年的婚姻,就要这样结束了……"她哭着说不下去。

"那与你来医院有什么关系吗?"

"有,他往死里打我,我拿起菜刀反抗,所以警察才把我送到这里来。我和他是你死我活的关系,他不要我活着,要打死我,那我也就不要他活着。他把我打个半死,我拿起菜刀反抗,他就说我是精神病,警察就把我送到这里来了……"

她悲伤地诉说着自己的惨痛经历,主任问什么,她回答什么,思维清楚得不像一个才送进重症监护室的精神病人。

主任问完她的情况后,就去查看住在靠近卫生间那张床上的躯体残疾病人。

"张兰香,你怎么样?"

"我昨晚睡得不太好,你跟她们说说,夜里不要吵闹,门口那个长发女的,大半夜还在那里唱歌。"

"好的,我们尽快调整她的用药,让她赶快好起来安静下来。不过,也请你多包容,因为毕竟这是在医院里,大家都是病人。"

"我知道,所以我没有让你们给我调整房间,只是要求你们让她不要吵。"

主任查完四个病人后,对阮医生说:"后面的病人,你带他们看看。"他一边往外走,一边又说:"我有个线上会议,他们在等,我就先走一步。"

阮医生让路,说:"好的,您先走。"

大家跟着出去。

不料,门口一位默默无言的病人,却突然对着大家的背影骂起来:"为什么不看我?你们这群浑蛋!"她追到过道里,又骂道:"王八、流氓……你们草菅人命,你们是三无医院……"

两个护工赶过来,连忙把她架走了。

病人一边挣扎,一边继续大骂,污秽的言语就像黑雾弹,接二连三炸过来。但所有的医生,对她的骂声似乎都没听见,大家继续跟着阮医生去查房。

我站在阮医生查房的门口,老远处看到那个病人被护工架去重症室,她一到那里,就突然不骂了。护工放开她,她就安静地站在那里,又和先前一样默默无言了。

天气渐渐变冷了,白天越来越短。

早晨,有几个重病病人被带到楼下去做电休克治疗,另外几个被约束在重症监护室。医生在病室查完房后,就去活动室,大多数病人都在那里打扑克、看电视、聊天、做手工，或者什么也不做，就那么呆呆地坐着自言自语。

"寸头"有些另类，独自坐在窗前看书。

她换了件睡衣，穿着一件大红色丝绸质地的薄衬衫。她看的书也换了，是本硬皮线装书，已经脱了线，没有封面，中间也有缺页，旁边还放着几张粉红色的A4纸，上面抄录着书上的句子。

郑医生走过去，拿起一张摘抄纸，问道："李泾河，这都是你抄的？"

"是的。""寸头"放下笔，满意地看着自己的作品。

"你这个习惯很好。"

"还行吧，我从小就喜欢一边读书，一边抄录。"

"你这是什么书？"我也凑上去看。

"我也不知道。"她翻到书本第一页，上面写着几个钢笔字：孔子学院。

"封面没了，我也不知道这是什么书，总之，书中的内容是教人修身养性的。"她笑起来，眼角的皱纹格外深。

她是个外地人，来的时候警察说是精神分裂症，但没有其他佐证，病史也不甚明了。

郑医生问道："你以前有过什么病？"

她说："我年轻的时候，经常莫名其妙地晕倒，送到医院抢救，但很快就醒来了，也拍过几次片子，但医生都说没事。"

她指着脑袋说："以前每次发病，我都会咬着牙关，握紧拳头，满脸通红，两眼怒睁想打人。我知道打人是错的，但忍不住总会有这样的冲动和行为，他们说我这是精神分裂症。"

"那你住院之前在哪里，是做什么的？"

"我没了工作，丈夫要和我离婚，孩子也不跟我一起住。居委会掏钱给我临时租了一间房子。"

她说起往事，滔滔不绝。

郑医生准备继续问下去，但被一个突如其来的电话打断了，26床的家属和警察一起来协调缴费的事情，她要到门口去接待，就和我说："你先和她聊聊吧，我出去一趟。"

她一边接电话，一边往外走。这时，一个护士进来拦住她说："那敏又闹事了，把病房里的门砸了一个洞，要不要约束？"

那敏就是监护室里那个骂过"哲学女"的长发年轻女病人。

"先约束起来吧。"说着，郑医生出去了。

窗前的位置上，只剩下了我和"寸头"两个人。

李泾河沉着脸，低头看书，不愿意再说话。

我坐在她对面，看到她饱经沧桑的脸，想起她前一天狮吼的模样，便不敢再问什么。

我才来这里三天，还没有学会和重症病区的病人交流，也没有底气去问病人更多的问题。

我望着病人，默默地观察了一会儿，便悻悻地离开了。

下了一场雨，一夜之间，气温下降了二十摄氏度。

活动室里的窗户开着缝，凉风从外面嗖嗖地钻进来，晚秋的天空格外蓝，窗外阳光高照，但室内却冷冷凄凄。除了几个躁狂病人情绪高涨外，大部分病人都愁眉苦脸，默不作声。

"寸头"仍旧坐在窗户前。

"李泾河,今天怎么样?"我走过去,学着郑医生的样子和她打招呼。

"还那样!""寸头"挪了一下身子,坐到了里面的位置上,红丝绸衬衫外面套了件绒外套,没有系扣子。一阵风吹进来,她打了个哆嗦,把外套往身上裹了裹。

我看到她情绪稳定,便坐到她挪出来的位置上。

"这全都是你写的?"我拿起她的摘抄笔记。

"嗯!"她点点头。

字写得歪歪扭扭,但句子读起来却很优美。旁边的书上画了很多横线,也都是一些优美的句子。

"书上的横线也是你画的?"

"不是,"她凑过来,"我很爱惜书,我才不会在这么好的书上乱画。"

她翻到前面,脱线的位置书页掉了。"你看多可惜,缺了好几页,不知被什么人撕走了。要是真喜欢就抄下来呀,你看我就把喜欢的句子全都抄下来了。"

她已经密密麻麻抄了几大页。

"这书是你自己买的吗?"

"不是,是借这里的。"她把掉出来的书页小心翼翼地夹进去。"有些人真不自觉,好好的书被撕得破破烂烂,散成了这样……"

她低着头,仔细地整理书页。

她看上去很平静,一点也不像我第一天看到她时那样暴躁。我想,一个爱读书又爱惜书的人,应该不会随便骂人或者用暴力的,于是试探着问道:"你能把自己的情况,跟我说一遍吗?"

她抬起头，看着我怔了一下，然后凑过来，要看我的胸牌。

我戴的是实习医生的胸牌，没有名字，也没有照片。

"我给你介绍下吧，我姓鲁，叫鲁米那，你就叫我鲁医生吧。"

"好，鲁医生你问吧！你想问什么，我就告诉你什么。"她直起腰来，坦诚地看着我。

我没料到她答应得这么爽快，一时不知道该问什么，但很快我镇定下来，说道："就从你年轻的时候说起吧，想到哪里，就说哪里。"

她思索起来，皱了皱眉头，眼周的皱纹更深了，两颊的红血丝也格外显眼。

"我今年四十六岁了……"她缓慢地说。

我大吃一惊，四十六岁的年纪并不老，可她看上去至少比实际年龄大十岁。但我还是安慰她说："那还很年轻，正是人生的好时光。"

她笑了，亮光从窗外照进来，照在她脸上：毛孔、皱纹、红血丝，全都一目了然。说实在的，她的五官还算标致，年轻时候应该是个美人，只不过饱经风霜，皮肤显得过于早衰了。

"你年轻的时候肯定是个美女。"

李泾河笑了，笑得很开心。"我是不丑，那时候大家都说我好看，喜欢给我说媒。最多的时候，家里一次性来了五个相亲对象，"她伸出五个手指头，"他们都是媒人介绍来看我的。"

那是她最辉煌的时代，也是她这辈子最骄傲的记忆，这件事她已经在病房里讲了好几次。

她家在苏北乡下，她初中毕业就辍学了。乡下穷人家的女孩子,辍学后就得找婆家,家里三天两头来人说媒,但她谁都不想嫁,因为她心里已经有了人。

她喜欢的那个男生上了高中,以后还要考大学,不可能马上和她结婚。但她架不住父母的催婚和村里人的闲言碎语,就在父母的包办下,和村主任的儿子结婚了。

"村主任是我们那里的首富,不但有钱,而且有权,村里人都怕他。他家共有四个儿子,我嫁的那个是老小。他们知道我长得好看,很多没成亲的男人都盯着我,村主任就催着媒人来我家提亲,"她盯着自己染了咖啡色指甲油的手指头,继续说道,"媒人第一次来时,就包好了三金。我父母收了他们的三金,就非要让我嫁给他。"

"三金是什么?"

她指着耳朵、脖子和无名指。"三金就是金耳环、金项链和金戒指。我父母收了他们的礼金,但我从来没戴过,我不想跟他好,不想跟他结婚,就不能用他的东西,用了那就表示接受了。"

"那最后怎么还是和他结婚了?"

"我想反抗,可我根本反抗不了他们。婚礼那天,通往他家的路上,铺了五百米的红地毯,沿途一路都在放鞭炮。他家的排场比所有人家都阔气,但我不喜欢那个人,结婚只是给家长和外面的人做样子。

"那时,他心里也有人,那个女人结过婚。他家那么有名望,村主任怎么可能允许一个离过婚的女人嫁到他家来。所以他就盘算:和我结婚,然后离婚,那时候再娶那个女人,他们俩人身份就平等了。"

"那对你不公平。"

"我把自己喜欢那个男生的事也告诉了他,他没有反对,我们就商量好等过段时间,就分开各自生活。"

"那你们在一起总共多久?"

"两个月,"她伸出两根手指头,不过很快又缩回去重新掐指,"不对,就十来天。"

她努力搜索记忆:"他和人合伙承包了一个项目,十几天后,他就去了工地,他走后不久,我也就出门打工去了。"

她有点悲伤,停下来叹了口气。

"后来呢?"

"到了农历十一月,天气变得很冷,突然有一天,他家里人给我打电话,让我赶快回去一趟。我不知道发生了什么事,说不想回去。但就在那天下午,村主任突然领着三四个人,开着一辆小面包车,来到我上班的地方,强行把我拖回去。"

"你上班主要做什么呢?"

"那时候,我在另一个县城里卖手机,他家不知从哪里听来的闲话,说我在外面和别人好上了,风言风语传到了村主任耳朵里,村主任觉得失了颜面,就十万火急把我带回去。我被他们带下车,才走到他家的门口,村主任就照着我的脑袋左右各打了一巴掌。他手劲特别大,一巴掌下去我就眼前发花,什么都不知道了。"

她指着左耳朵说:"到现在,我这只耳朵都听不清楚,就是那次打聋的。"她眼睛里闪着愤怒的火花,继续说道:"我回到家里后,他很快也从工地上回来了。他一进家门,就对我一顿暴打,说老子在外面挣钱,你他妈的却给我戴绿帽子,我要马上和你离婚。"

"他本来就没打算和你长久,为什么也打你?"

"他是个妈宝男,对父母言听计从,他爸爸打我,他就跟着一起打。你知道村主任是怎么管教他另外三个儿媳妇的吗?"

她捏起三根手指头,说道:"他惩罚儿媳妇的时候,就拿一根很粗的针扎她们的手指头。"她快速地比画着戳针的样子:"十根手指头,扎得密密麻麻全是孔。有时候,他扎了人家的手指头还觉得不解恨,就又扎她们的脚指头。"

她紧紧地蜷缩起来,眉心皱出一条竖线,似乎那些针全都扎在她身上。不过很快,她的眉头和身体全都放松了,她仰起头,大义凛然地说:"但是,我不怕他们,我说你这样打她们,她们会忍着,但我不会忍,我也不会让你用针扎我。我和他们反抗、斗争,他们见我那么刚烈,就不敢扎我。"

她的嘴角掠过一丝不易觉察的胜利的微笑。

"我可不像其他几个儿媳妇那样好欺负。他们对我不好,我不会忍着,我又不是没有双手,不是养活不了自己,不是靠着他们吃饭,我随便到外面任何地方去打工,都能活下来。我为什么要受他们的气。"

"后来,那个男人和我离婚了,离婚时对外面说我不能生孩子,说养一只老母鸡还会下蛋,而养着我,却什么都生不出来。话说回来,我什么时候让他们养过。"

"后来,我来到石江城打工,认识了现在的丈夫。我一直以为自己不能生孩子,就把情况告诉他。他说没关系,只要两个人在一起开心就好,我们同居了。但很快我后悔了,因为不到两个月,我就发现自己怀了孕。他家太穷,我不想和他结婚,也不想和他生孩子。"

"后来呢？孩子生下来了吗？"

"我怀孕后，回到家里和村主任儿子说：你看，我并不是不能生孩子。村主任儿子听了恼羞成怒，又对我一顿拳打脚踢。"

"你真不应该去找他。"

"我只是想争一口气，他要离婚那就离，又不是我的过错。"

"那你现在的丈夫做什么工作呢？"

"他是一个空调安装师，家里十分穷，什么都没有。那时，他对我还不错，经常给我买东西，买好了默默放在我家房子外面的窗台上。时间久了，我觉得这个人还不错，就和他说，我们试着处处吧。"

"我们一起到外面去打工，怀孕后，我不相信自己真的怀了孕，就跑了四家医院去确认，所有医生说的话都一样，我才终于相信我是真的怀孕了。我后悔了，但能怎么办呢！于是看在他对我还比较好的分上，就把孩子生了下来。孩子出生后要打预防针，没有出生证和结婚证是去不了医院的，于是我们就又回老家补办了结婚证。"

"听你这么说，他对你还不错，为什么现在却要离婚？"

"其实，在我生第二个孩子之前，他就已经对我不好了。"

她很气愤，也很伤心。"我一共生了两个孩子，女儿二十一岁，已经上班了。儿子十八岁，还在上学。"

"他怎么对你不好的？你又是怎么生病的？"

"生下女儿后，他开始变得对我漠不关心，那时候，我们就开始天天吵架，然后我就生病了……"她很难过，眼眶里涌出了泪，

"他对外面所有的人都很好,就唯独对我和孩子很不好。要是外面有人和他说需要钱,他二话不说就能马上甩给人两千块。但对我和孩子,他却斤斤计较,什么都不愿意付出……"她难过得简直说不下去。

"是挺让人伤心的。"

"我生病了,两个孩子都是我带。他骂我、打我,到处跟人说我是精神病,脑子不正常。实际上,我得这病,还不是因为生完孩子后他对我不好才变成这样的。他打我、骂我,我气不过,就和他对打,你看……"她拉起袖子和裤腿,"这都是他打的。"

她的前臂和小腿上全是伤,有新伤也有旧伤。

她站起来,褪下外面的保暖绒裤,露出大腿上横七竖八的血痂。"这是他把我打倒在地上,玻璃杯子碎裂后扎烂的,还有这儿……"

她的腰上和大腿上全是大片大片的瘀痕,青一块紫一块。

"天冷,你赶快把衣服穿起来。"我帮她拉起绒裤。

她穿好衣服后重新坐下。"我要和他离婚,再不离,就被他打死了。"

"那这么多年为什么一直拖着?"

"还不是因为孩子……"她哭了,泪顺着眼角流下来,"他三年前就要离婚,我看在孩子的分上说,那这样吧,我搬到别的地方去住,你们继续住在这里。"她用袖子擦了一下泪:"我给了他三年时间,看他能不能回心转意。我搬出去后继续打工,挣了钱给他们买东西,买好后送过去,又给他们做饭、洗衣服、打扫卫生……就像老妈子一样伺候他们、照顾他们,我希望他能对孩子好一点。但他对孩子经常不闻不问，并且常常夜里不回家，只留儿子一个人在家里。为此，我和他经常吵架、打架，警察来了，他就说我是精神病。"

"那你在什么医院诊断过吗，警察为什么每次都信他？"

"很早以前，我晕倒后在老家看病，医生说我是精神分裂症，给我在老家办了卡，经常会有医生给我打电话。后来到了石江城，我们每次打架，警察来了，他就说我是精神病，并且拿出我吃过药的空瓶子和以前的老病历，有时候还会给老家打电话，警察一调查就知道我真有病，他就让警察把我带走。"

"我走了，把家和孩子全都留给了他。但他又是怎么对待孩子的呢？孩子的生活费、学费，哪样不是我挣了钱给他们，他又给过多少？"

"你都生病了，怎么挣钱？"

"我发病打人，都是因为他先打我。只要不和他在一起，我就是好的，我可以做销售，可以做按摩。我能工作挣钱，只是每一份工作都不会超过三个月，因为每次当我挣了钱去看他们时，他都会对我很不好，一边骂我一边打我，刺激得我再次发病。我一发病，工作就干不下去了。有一次，我买了东西去看他们，可当我打开门时，你猜我看到了什么？"她停下来，激动地握紧了拳头。

"你看到了什么？"

"他和另一个女人正躺在我的床上……"她恨得咬牙切齿，眼里冒着愤怒的火花。

我没有说话，静静地望着她，等她平静。

很快，她放松拳头，眼神柔和下来。"但我什么都没有说，也什么都没有做，我转身出去，轻轻把门关上，然后走了……"

有个病人过来，拿起桌上的杯子，站在旁边喝水。

她停下来，等那个病人喝完后走了，又接着说："中秋节那天，我放假了。那时，我正干着一份按摩师的工作，老板说我这双手很适合做按摩。"

她伸出手，翻来覆去自我欣赏，一双肉嘟嘟的小手，看上去按摩起来应该会很舒服。

"我跟老板说，要是您和顾客都觉得我按摩得好，那我就一直在这里干。可谁知道中秋节那天，我买了东西去看他们父子，他却那样对我……"她又气又伤心，说不下去了。

"是挺让人生气的。"

她叹了口气，裹了裹外套。"中秋节放假那天，我开开心心买了东西准备给儿子带过去，并打算给他们做顿好吃的。可是，就在我出门前，突然接到了儿子的电话，他在电话里声音很小，说他肚子疼。

"我一听十分紧张，儿子从小到大遇到任何事，都会一个人扛着，哪怕手破了，流血了，他都从来不告诉我，但那天他给我打电话说肚子疼，我就知道他肯定病得不轻。

"我连忙问他发生了什么事，问他爸爸有没有带他去医院。他说前一天去过了，但什么药都没买。现在，他又疼又饿，家里没有药，也没有任何吃的东西。

"我问：那你爸爸呢？他说爸爸一整夜没回来，他也不知道在哪里。我一听就急了，挂了电话，连忙坐车赶到他那里。

"等我到了时，他爸爸也回来了。我问他，儿子是怎么回事，他转身就骂我，说谁让你来的，我们不欢迎，你滚吧！

"我们吵了起来，吵着吵着，他就扑上来打我，一顿拳打脚踢。我奋力反抗，但还是打不过他。于是我打电话报警，想让警察来处理。他更生气了，把我打倒在地，然后使劲踩，他踩我的胳膊、腿、胸口和肚子，踢我的头和后背，我被他打得全身疼痛，胸闷气短。

"我不能就那么躺在地上被他打死，于是拼命爬起来，顺手抓起菜刀在空中抡起来。正在这时，警察来了，他们看到我拿着菜刀，就劝我放下。警察问我们发生了什么事，他说我有精神病，早不和他们一起住了，是故意跑来闹事的。"

"那你儿子怎么说？"

"儿子向着他，也和他一样对警察说：我妈妈有精神病……"

她很伤心，眼眶里有了泪。

"以后，等我病好了，就谁也不管了。儿子已经十八岁，我该尽的责任也全都尽了，从今往后，我离婚后，就再也不会管他们任何人。"

泪流下来了，她用袖子擦了一下。"我要搬到离他们很远的地方去，不再和他们任何人见面。"她默默地哭着，大串大串的泪珠顺着脸颊流下来。

我轻轻拍了一下她的肩膀，从白大褂口袋里拿出一包纸巾，抽出来递给她："你好好在这儿治疗，好好吃饭，好好睡觉，把衣服穿好，不要受凉感冒，以后会好起来的。"

她接过纸巾擦干泪，把外套扣子系起来。

刚才过来喝水的那个病人，又来了。

我看看时间，已经和她聊了一个多小时，该到结束的时候了。"这样吧，今天我们就先聊到这里，明天我再来看你。"

"好！"她不哭了，"我现在已经好了，我不想挂水，也不想吃药，我想赶快出院。因为即使现在治疗得很好，等出去之后，我没工作，也就没有钱再来医院买药。"

"出院后，可以在社区医院里领免费的药。"

"那个药我吃过，吃完后肝功能不正常，有个医生说你别吃了，再吃下去不会因为精神病而死，但会因为肝衰竭而死。所以，出院后，我肯定是不会吃那种药的。"

…………

下午，神经内科的主任来会诊，带着叩诊锤到病房里去看李泾河。李泾河躺在床上，那个医生问了几个问题后，就详细给她做检查。检查完毕，医生回到办公室，一边用钢笔写会诊记录，一边说："我刚问了病史，也做了相关检查，这个病人发病时的情况不像癫痫，基本上可以排除癫痫所致精神障碍。"

几天后，她欠费了，没人续交费用。警察来到后要把她带走，说联系了当地，马上送她回原籍地去治疗。

李泾河走了，我问郑老师："她是精神分裂症吗？"

"不太像，"郑老师说，"根据这几天的观察和谈话情况，应该不是分裂症。她几次持刀的行为，虽然看上去像暴力伤人，但这不是凭空产生的，她每次的冲动行为都有一定的现实基础，并且都是在强烈的刺激下才发生的。我反复问过她多次，她都没有幻听、妄想症状的表述，思维逻辑方面也没有发现明显问题。

"她说病了二十多年，并且长时间不吃药，如果真是精神分裂症，那在不吃药的情况下病了二十多年，思维逻辑应该不会还这么清楚，社会功能肯定也会受很大影响，但她在住院前几天还在上班，说明还保有一定的社会功能。你看她除了说起丈夫时恨得咬牙切齿，别的事情上面她并没有多少愤怒情绪，也没有对除了丈夫之外的其他人，有过暴力倾向。"

"她睡觉前会看到小白人在床底下飘，这种幻觉是不是精神分裂症？"

"这种睡前幻视，大多是心因性的，可能与当时的情绪有关，是在强烈的心理因素影响下出现的，内容与心理因素密切相关，多见于应激障碍、分离性障碍等。

"精神分裂症的特征性幻觉，最常见的是幻听，通常情况下听到的内容都是批评性的、争议性的，或者命令性的。幻听的内容多与患者有关且多对患者不利，如对患者的言行评头论足，议论患者的人品，命令患者做一些危险的事情，等等。因此，患者常为之苦恼不安，并可能产生自言自语、对空谩骂、拒饮拒食、自残自杀或伤人毁物等行为。但她不是，她每次拿刀，并不是因为凭空听到了什么，而是有现实的矛盾冲突。她伤痕累累，每次和丈夫打架，都有警察记录，并且警察也说她的生活中的确存在那些现实矛盾。"

"她以前经常突然晕倒，那是什么原因？"

"起初，我怀疑她会不会有癫痫，是不是有可能是癫痫所致的精神障碍，但神经内科的主任来会诊，详细询问和检查后，已经排除了这一点。"

"那她老家的医生为什么给她诊断为精神分裂症？"

"那个年代，对于一些难以明确界定和分类的精神疾病，大多数会诊断成精神分裂症，尤其是在偏远地区和乡下。但随着对精神疾病的进一步认识和对诊断标准的不断修正，二十多年前的诊断，放到现在并不一定完全准确。

"精神疾病，不像躯体疾病有明确的辅助检查手段来确定。比如肿瘤，会有一个肿物长在躯体里，可以通过拍片、B超、手术等手段，明确看到那里长了一个异常的东西。而精神科疾病，所有的诊断仍然基于症状本身，如果病人和身边的人对这些症状描述不清，那医生就很难做出准确判断。也许在未来，精神科的疾病也能借助明确的辅助手段，但现在，路还遥远。"

"那别的精神疾病用了抗精神分裂症的药，会不会对治疗有延误或者在其他方面有不太好的影响？"

"这个影响没那么明显。不同的躯体疾病，治疗时用药经常会完全不同，比如高血压和糖尿病，这是完全不同的两种病，用药也不同。但精神疾病，经常很难有完全明确的界限，用于抗精神分裂症的药物，经常会用来治疗双相情感障碍，也会用来治疗其他类型的精神障碍，甚至也可用于严重的抑郁症。"

那李泾河的诊断，到底应该是什么呢？

她住院的时间太短，还不足一周，主任也没来得及进行精神科大查房，除了她自己和警察，没有更多的人来告诉我们她平时的行为和表现到底如何，所以对于她的诊断，到出院时还没有完全明确。

但在病案归档时，我看到她的病案首页上，出院诊断那一栏，填上了"特殊类型的精神障碍"几个字。

我想，这大概也只是一个权衡过后的诊断，但通过她的疾病案例，郑老师让我进一步学习了几种不同精神疾病之间的鉴别诊断。

李泾河回了老家，我希望在她的老家，她的家人能够善待她，也希望她往后的人生能幸福快乐。

10 别人家的孩子

十四岁的明娜患了心境障碍,学习效率下降,烦躁时常常发脾气,动不动就会用水果刀划手,有时甚至想跳楼或割腕。

从三月起,她开始不想上学,断断续续请假在家,不是躺在床上睡觉,就是坐在沙发上看电视。到了四月,她越发痛苦,同学说她得了抑郁症,她就到网上去查,发现好像真是这么回事。她告诉父母,自己得了抑郁症,希望能去看医生,父母觉得她胡闹。又过了两个月,她实在觉得痛苦,再次求父母带她来看心理科,但父母仍旧对她的诉求听而不闻。

有天晚上,她再次用刀划伤了手腕,划得皮开肉绽、鲜血淋漓,家人这才想,的确应该带她来看心理医生。就这样,她被父母领到医院缝合好伤口后,又被送进了心理科。

她有个同学得了抑郁症,住院做了十次电休克治疗,她听说电休克不但能治病,还能忘记一些事,就强烈要求自己也做电休克。

住院的第一周,管床医生查房时,她说:"无论我怎么努力,在爸爸妈妈的眼中,我永远都比不上别人家的孩子!"

她已经四个月没有去上学。她所就读的初二（3）班，有三位同学休学，和她一样正住在医院里接受心理治疗。

"抑郁症"这个词在她和同学之间成了一个热门话题。他们都会研究自己和彼此的心理状态，得出的结论是：明娜患了"微笑型抑郁症"。他们的解释是：人们看到的明娜总是在微笑，但独处时的她总是在哭泣。痛苦的时候，她就用水果刀划手背，红红的血液从划开的刀口里渗出来，剧烈的疼痛会让她暂时忘记内心的痛苦。可是，这种宣泄情绪的方式，实在难以持久有效。

在她住院的第二周，主任决定对她进行一次精神科大查房。

下午两点钟，管床医生汇报完病例后，就带明娜来到心理治疗室。

十四岁的小女孩，身材高挑，面容清秀，皮肤白皙，一头乌黑的头发如瀑布一般披在肩上。她进来后，看到桌子旁围坐着两排医生，有点紧张。

主任望着她烟灰色的运动衣口袋里斜插着的手机，微笑着说："你的口袋好像太浅了。"她的笑容就像一抹温暖的阳光，让紧张的小女孩瞬间放松了许多。

明娜腼腆地笑了，低头望着口袋，将手机掏出来放到桌子上。

"小姑娘是哪里人？"主任看她坐好后，轻声问。

"连云港的。"明娜回答得很轻巧，声音完全是个稚气未脱的小孩子。

"来这里已经快两周了吧？"

"是的。"

"你的情绪好像还是没有恢复到理想状态，仍旧波动比较大。"

"嗯。"小姑娘点点头。

"所以我今天请你过来,是想再多了解一些你的情况……"

在主任柔和的注视下和仁慈的语调中,小女孩渐渐放松,内心的闸门也渐渐打开,她开始诉说起自己的经历和困惑。

她是由奶奶和外婆轮流带大的孩子,对她来说,两个老人都是她的至亲,都无可替代,可偏偏两个亲人总喜欢在她面前说对方的坏话,这让她夹在中间,十分为难,尤其是外婆说过奶奶的那些话,更让她觉得难过。

外婆总跟她说,奶奶偏心眼,说父母吵架都是受了奶奶的挑唆。起初,她不相信外婆说的那些话,并为此跟她赌气。可是后来,二叔家生了个小弟弟,奶奶抛下她去照顾小弟弟,她就渐渐觉得外婆以前说过的那些话似乎真的有道理。这个新的发现,让她陷入了恐惧,她惊恐地发现:原来奶奶和爸爸真的没有她以前以为的那么好。她开始生奶奶的气,生爸爸的气,也生外婆的气。

她开始变得忧郁、内疚、沮丧、愤怒,她觉得对一切都无能为力,但她不知道这一切都是因为谁。

她想起小时候,爸爸似乎一直都很忙,忙得她几乎整天都看不到。爸爸的世界里到底都有些什么人,简直像个谜。

别人都说,家是温馨的港湾,可在她的记忆中,家就是父母的战场。战争的爆发常常没有任何预兆,发怒的狮子随时会张牙舞爪,周边的一切都是撒气的工具:砸桌子、摔东西……战争的硝烟如天雷滚滚,无故的受害者瑟瑟发抖,但始作俑者全然无视。

"我记得有一天,他们吵着吵着,就突然打起来,扭在一起,掀翻了桌子,玻璃碎了一地,我吓得爬到沙发背后。他们从饭桌旁边开始撕扯，又推搡到了茶几跟前。不知过了多久，他们终于停了下来，因为警察来了。后来，爷爷奶奶、外公外婆也来了。最后，外公外婆就把妈妈带走了。"

"你真不容易，那时候你多大。"

"可能是四岁。"

"妈妈离开前，有没有跟你说什么？"

"她把我从沙发后面的角落里抱出来，然后教我怎么用录音机。我的那个录音机可以听故事，她教我怎么开关，怎么调音量，还教我怎么穿衣服，怎么自己吃饭……然后，留下我就走了。"

"她离开前，有告诉你什么时候回来吗？"

"没有。"

"她总共离开了多长时间？"

"忘记了。"

爸爸打妈妈的事，她很快就忘了。但外婆一直忘不了，那是烙在她心口的伤，她总会时不时撕开来看一下，并且不厌其烦地讲给她听。

"大人受过的苦，也要你反反复复去承受，你小小年纪……"

"他们闹过几次离婚，但一直没离掉。"

外婆说爸爸经常欺负妈妈，让她去帮妈妈。她一帮妈妈，爸爸就怨她，妈妈也会突然站到爸爸那一边。有次，她冲女儿大声喊：滚开，我不需要你帮忙！

她错乱了，站在那里不知所措，她不知道自己到底做错了什么，为了保护妈妈，她得罪了爸爸，但最后，他们俩却站在同一战线上，一致对付她。

后来，她渐渐长大，父母的战争也渐渐减少了。偶尔，一家人也会坐在一起吃晚餐，表面上热热闹闹，但实际上彼此互不支持。

有一次，妈妈的同事郑亚叔叔带着女儿菁菁来家里吃饭，饭桌上，她说："郑亚叔叔人真好，要是我能变成郑亚叔叔家的孩子，那该多幸福！"

爸爸听了，训起她来。

她仗着人多，就跟爸爸顶了一句嘴："郑亚叔叔就是比你好……"

她话还没说完，脸上就重重地挨了一巴掌。她被爸爸打得眼冒金花，脑袋嗡嗡作响。她看到对面的菁菁吓得哆嗦了一下，露出同情的目光望着她，屈辱的眼泪就不争气地落下来。

"我脸上火辣辣地痛，也觉得非常难过，就从饭桌旁起来，一个人回了房间。"

"当着那么多人的面挨打，真是很难过。"

她回到房间，关了门坐在床头，泪如雨下。这时，菁菁敲门，她就擦了眼泪，开门让她进来。菁菁坐到她旁边，试着和她说话，但她哭红了眼睛，默不作声。菁菁拿起手机给她看抖音短视频，滑着滑着，出来一只小狗狗，穿着咖啡色的小马甲，睁着亮晶晶的圆眼睛，摇着尾巴在屏幕里看着她，她被这萌萌的小可爱逗乐了，这才停止哭泣。

"那天，我就一直那样坐着，再没有出房间。"

"很难过，你还是个小孩子，爸爸就这样打你。"

"这不是爸爸第一次打我，他打过我多少次，我已经记不清了。"

"爸爸的脾气够火暴的，难怪外婆要生气。"

"他觉得我什么都不好。"

"那妈妈对你呢？"

"妈妈也从来不说我半句好。"

妈妈是她的小学语文老师，也是她的班主任。小学期间，她和同学发生矛盾，无论谁对谁错，妈妈永远都是先把她打一顿，而她取得了好成绩，所有的人却都会说：那都是因为有她妈妈在。

"这很不公平。"

"我开始也这么觉得，但时间久了，我也觉得可能都是因为我沾了妈妈的光。"

"上了初中之后，妈妈不再是你的老师了。"

"是的。"

妈妈不再是她的"保护伞"，所有的一切就全都得自己一个人去面对。从此之后，她好与不好，就都不会再有人说她是靠着妈妈了。可是，离开妈妈之后，她能得到什么好成绩呢！虽然她知道妈妈其实从来都没有优待过她，可是，别人都说她得来的一切都是靠了妈妈，那就应该真是靠了妈妈吧！

初中第一次自测考试，她考了全年级第一名，被推荐为新生代表去讲话。军训时，也被安排去接受电视采访。

"这让我有些猝不及防，我真是万万没想到。"

"这次，你是靠着自己，而不再是靠着妈妈。"

"但我还是怀疑是不是爸爸妈妈找了人，让老师照顾我。"

"你很优秀，但你还是不自信，还是对自己的评价比较低。"

"电视采访那天，老师中午才告诉我，下午电视台的人就来了。吃午饭的时候，妈妈匆匆赶过来，帮我写了一个发言稿，我看了两三遍，下午刚上课，电视台的人就来了。那个稿子我只记下了一部分，他们问的时候，我能想起多少，就回答多少。"

"应对成人的世界，说成人喜欢听的话，对一个孩子来说，的确太难。你第一次接受采访就知道这一切，小小年纪就明白了我四五十岁才明白的事情。"

"如果做不到这样，电视台也不会来采访我。"

"你真的很厉害！"

"也不是……"她微微笑着，用手指轻轻拢了一下耳边的头发。

她拥有良好的学习资源，成绩也遥遥领先，可美好的时光总是那么短暂，她在初中才刚刚上了一学期，不幸就突然降临：新冠病毒席卷了整个世界，如同黑云遮蔽了天空，沉重地压在头顶，一压就是整整三年。这三年，她就像关进笼子里的鸟儿，只能待在家里上网课。

"我成天待在家里上网课，几何太难了，我根本听不懂，这让我非常窒息。"

"学习压力太大，你忧郁了，有人发现吗？"

"没有，没有任何人知道我心里难过，我常常一个人默默地哭泣，别人都不知道我发生了什么事，只有我自己知道我快要疯了。"

她住在外婆家，起床、吃饭、学习、睡觉，一切都不再有任何规律，也不再有任何约束，她想怎样，便怎样。她觉得自己完全自由了，可不知道为什么，却一点都高兴不起来，反倒像是成了囚徒。

她开始偷偷地躲在房间里哭泣，不想让任何人看见。其实，家里除了外婆，也没有别人。爸爸妈妈也很少来看她。她常常把眼睛哭肿,有时候外婆看到了会问她:眼睛怎么回事?

她天生有点水泡眼,就跟外婆说:"蚊子咬了。"

外婆就被她敷衍过去了。

有一天,她崩溃大哭的时候,听到外婆过来,就赶快把眼泪擦干,努力挤出一丝笑容。外婆看到她眼睛肿,又看到她笑,觉得很奇怪,就问她是不是发生了什么事。她说:"没有,我是突然想起来一件事,忍不住就笑起来。"

她从小就练出了这样一副本领——心里在哭,脸上却是在笑。

"你有没有想过,你为什么会突然变成一个这么爱哭的人?"

"原本我就比较爱哭,也许,哭已经成了我的习惯,只不过后来,哭的频率增加了。"

她偏科很严重,数学不及格,物理也开始掉队,但总成绩出来,却排到了全年级第八名,这让数学老师很惊讶,她自己也不知道这是怎么一回事。

"那是不是总成绩算错了?"

"没有,还给我少算了好几分。"

"那说明你还是很优秀,也说明你对自己的评价有些低。"

"可在别人眼里,我却是一个自高自大的人。同学、老师都说,我很有优越感,我所有的家人朋友也都这样认为。无论是在小学还是在初中,他们都觉得我很高调,我不知道他们为什么会对我有这样的认识,因为我自己一直觉得,在班里我是最卑微的那一个。"

"反差很大。"

"是。我一直很谨慎,生怕说错一句话。同学会说我高调,所以我很害怕，也很听话。"

从症状学的角度来看，这些早期出现的症状，是因为学习的压力导致的情绪低落，之后情绪呈现出波动性，学习功能也明显下降。一个学生，不能正常学习，这让她感到十分焦虑，也十分不开心。紧绷的神经，终于崩溃了，她就关上门失声大哭。

这种状态重复循环，日复一日，一直持续一年多。

后来有一天，她发现伤心难过的时候，却突然哭不出来了。

哭不出来，比崩溃大哭更令人难受，无法宣泄的情感积压在胸口，像沉重的石头，压得她似乎要窒息，她再也忍受不住了，便用刀子去划自己的手腕，后来，连划手腕也不起作用，她就央求妈妈带她来看心理医生。

"住院后，医生为我做了几次心理治疗，我终于又可以哭出来了。所以这几天，我就每天都哭，哭出来之后，觉得有种重生的感觉。虽然哭的时候也很难过，但活过来总比死去要好。"

她睡眠不好，老是做梦，梦里都是些奇奇怪怪的事情：一会儿是妈妈死了，一会儿是朋友死了，一会儿又是自己死了。但翻一下身，梦境就会变了：不是她在杀人，就是别人在杀人。她感到无比恐惧。可一转身，梦境又变了：她在拼命跟人解释什么，但没有一个人肯相信她，朋友亲人也都离她而去……

"我从这样的梦中醒来，就会觉得心情沮丧，头昏脑涨，整天都提不起精神。"

"你太辛苦了。"

她从小就是一个情感丰富的孩子，那时候，她特别希望有人能听她说说话，但所有的人都在忙，没有一个人愿意停下来听她说话。

她开始设想放弃生命，设想离开这个世界，她做了很多准备，脑海里演练过无数种自杀的方式。

"我逐一排查了各种方法，最后锁定了跳楼。之前我还想过跳河。"

她有个物理老师，虽然她很不喜欢他，但有一次，那位老师上课时开玩笑说：要是有人想不开要自杀，那我告诉你千万不要去跳楼，要死就死在家里，跳楼如果死不了，就会变成瘫痪，跳河死的概率会大一些。他讲完这些话后，就开始讲气体和液体的压强。

后来，她寻找各种方法的时候，想起物理老师说过的话，可他是一位那么令人讨厌的老师，他说跳河会死人，那她就偏不要跳河；他说跳楼可能死不了，那她就偏要跳楼……她做了很多准备，但一直都没有跳，因为她家住在6楼，如果摔不死，万一摔成脑瘫，或者万一别人以为她是在做戏，那就会更可怕。跳楼和跳河这两条路都行不通了，于是，她就想到了割腕。

"但不知是我家的菜刀太钝，还是我没有下狠心，或者是我的力气小，反正我使劲地割了两次也没割开。"

她对自己反复下狠手，但并没有走到她想要的那一步。

"你是觉得这个世界上没有什么可以留恋的了，还是没有什么值得你去告别？"

"我想，如果我死了，一切可能就都恢复正常了。"

"为什么？"

"现在这种状态，家人都会担心我，叔叔家的两个孩子，也希望我能好了早点回家。妈妈陪着我看病都很久了，本来他们都可以去干别的事情。"

"所以你觉得如果你死了，大家就都各就各位了，但要是有灵魂，大家还能各就各位吗？"

"都会过去的，他们顶多会伤心几个月，大不了再领养一个小孩。"

"你是这么想的。但我告诉你，我们病房里有个病人，孩子走了二十年，都没走出来。"

"二十年了都过不来，那他是怎么做到的——不自杀？"

"他的孩子走了，这对他是创伤。创伤对一个人的影响绝不是几个月就能过去的，当然这是他们大人的事情，我更关心的是你。如果你慢慢好起来，闯过了这一关，加上你自己本来就有那么多优秀的品质，凭借你的才智，后面完全可以更好地度过自己的人生，生活丰富多彩，你会看到更多美好的事情。"

"可是现在，我看不到希望。"

"那是因为你病了，所以现在我们的任务就是先把病治好。你能意识到自己病了，能主动要求来就医，说明你有很好的自我觉察能力。一般的孩子不可能有这种意识，但你有，并且也愿意来面对，这很好，很了不起。"

"我是被动意识到的。"

"为什么？"

"有次写作业，我写到一半，就呆呆地望着窗外，然后哭了，没有任何原因地哭了。我后面有位同学看到了，就问我为什么哭。我说没有为什么，就是喜欢。然后，他跟我说，你是不是得抑郁症了？那天我回到家里，就在网上查，查完后觉得自己不太符合。后来情绪不好时，也求妈妈带我去医院做过检查，但那里的医生并没有给我什么具体的诊断。再后来，当我觉得自己有问题时，妈妈就说：能有什么病，一切都是你自己臆想出来的。"

"那你自己怎么认为？"

"刚开始我不同意她这样说，但后来她这样说多了，我就开始怀疑，我是不是真的在臆想。"

"你很希望自己变好，对自己期望很高。"

她似乎每天都忧心忡忡，每天都在偷偷哭泣，可不知为什么，突然有一天，她觉得头顶的乌云被风吹散了，变得兴奋起来。她又跳又唱，并且学着去做菜，去养鱼，整天笑逐颜开，从卑微低落变得神采飞扬，似乎对所有的事情都很感兴趣。可是，好景不长，只持续了几天，她就又跌到了情绪低落的深渊里。

"但不管我心里有多难过，情绪有多低沉，家人和同学都说，从我的外部看，从来都看不出来我伤心。"

"那说明你的情绪并不是一直很低落，而是在波动。"

"是，我想做电休克治疗。"

"电休克会有一些副反应，我还是希望能够给你一种最具保护性的方案，希望你未来的学业不会受到影响。当然，如果疾病严重到一定程度，完全可以用电休克，就算记忆力短期受到伤害，未来只要病能好，也不用太担心，毕竟活着更重要。"

"我就是冲着电休克的副作用来的。"

"你是想忘记一些事情？"

"对，我知道电休克只能忘记近期的事。"

"但并不能忘记痛苦的事。"

"能忘记近期的就可以。"

"为什么一定要忘记近期的事?"

"因为没有任何事让我开心过,所以即便只能忘记一些近期的事,那也是好的。"

"你忘记想忘的事情时,可能也会忘记数学公式,忘记开心的事。"

"那我也愿意。"

她对电休克治疗抱有很深的执念,但不是为了治病,而是为了忘记。主任还是希望能给她一个更具保护性的治疗方案,于是委婉地说:"这个议题,我们再讨论一下,今天就先到这里。"

管床医生把明娜送回了病房,回来后,大家开始进行病例讨论,每个人都发表了自己的见解。

管床医生补充了一些病史:

明娜很小的时候,爸爸妈妈就经常发生冲突,爷爷奶奶总是护着儿子,责备儿媳妇。但外公外婆却从不护短,也从不帮着女儿,并让她事事忍耐。后来,妈妈对明娜的教育态度,也继承了外公外婆的教育方式。她总是跟明娜强调"公平、公正",但当明娜受了委屈时,却永远都让她忍着、让着。

有一次,妈妈同事家的两个孩子抢明娜的玩具,明娜不愿意给,那两个孩子就哭着去喊妈妈。他们的妈妈看到自己的孩子哭,就怒气冲冲走过来,责备明娜说:"他们比你小,希望你能让着点。"

明娜觉得委屈,那本来就是她自己的玩具,凭什么非要她让着。她不愿意给,就去找妈妈,她以为妈妈也会护着她,可妈妈却站在对方那一边，一起责备她。

家人总是习惯于用义正词严的口吻来教育她，她有诉求的时候，很少有人重视她，大人只看得见她说的那些"事"，而从来看不见她这个"人"。

管床医生补充完病史后，发表了一番见解，紧接着，另外三位医生也表达了自己的看法。大家一致的感受是：这个小姑娘的内心很压抑，事事都在忍耐，但又事事都充满矛盾。

主任听完各位医生的发言后，开始做最后的总结：

"她有太多的愤怒，我担心未来她可能会发展成双相情感障碍，我甚至担心她的人格发展。"

人格障碍通常始于童年、青少年或者成年早期，并可能伴随一生。

"现在她还未满十八岁，我们不能诊断她为人格障碍，但有可能她人格的发展和症状混杂在一起，就会导致她表现得像患有双相情感障碍，或者未来可能就会发展成这种病。"

双相情感障碍患者会出现情感脆弱，很容易生气和被激怒，并且不能控制自己的情绪，有时候甚至会同时又哭又笑。在发病的早期，容易被忽视。

边缘型人格障碍的特点是情绪、行为、人际关系和自我形象不稳定，他们要么与人关系极好，要么极坏，他们总是害怕被抛弃，会在真正的或想象的被抛弃的恐惧中，频繁地出现自杀威胁或自伤行为。

"明娜的情绪和行为里，潜藏着上述两种疾病的雏形和影子。"

对青少年的诊断有时候之所以很难，就在于症状不是那么典型。医生的评判凭借的是病人外在的客观表现，而不是人为的解释。无论她是笑还是哭，无论她是否在掩饰，但从疾病的角度来讲，真正的症状都是掩饰不住的。所以从某种意义上来说，她的情绪可能就是在变化。

"她的症状不是单一的情绪低落，而是情绪波动，所以我们可以用一个比较含糊笼统的诊断来表述，那就是心境障碍，这样新的治疗方案，就可以依此调整过来。"

在这里培训学习久了，我渐渐明白，"心境障碍"其实也是一种对青少年的保护性诊断，因为很多病人在成年后都会被诊断为"双相情感障碍"。"双相情感障碍"属于六大"重精"管理对象之一，这意味着病人回归到社区后，可能会受到歧视和不公正待遇。所以医生在考虑到病人的疾病治疗时，也会考虑到他回归社会后的生存状态，因此常常会用"心境障碍"。

她现在想做电休克，不是对治疗的积极，她是有另外的动机：只是为了忘记一些不愉快的事情。这说明在生活当中，有一些应激性的事件对她的影响比较大。

客观上来说，她是一个敏感的孩子，语文功底也比较好。每个人对世界的判断，其实也跟自身内在的素质有关。她对文学比较敏感，她妈妈和外婆都是语文老师，所以她天生对这个世界的敏感性就比别人更高一些。

别人并没有虐待她，但在精神世界里的忽视让她有种被抛弃的恐惧感，虽然没有达到边缘人格的程度。而家人那些义正词严的教训和所谓的公平、公正，其实都没有以人为中心。所以，无论她是在妈妈的家族，还是在爸爸的家族，都饱受创伤。

她从小就身处这样的环境,虽然身边有很多人——爷爷奶奶、外公外婆、爸爸妈妈,但他们都注意不到孩子的感受,反而都在教训她:

"你太自大了!"

"你太高调了!"

"你其实不算什么!"

"你本来就应该是这个样子!"

…………

因此,她在对事情的归因和认知上,就会出现贬损性的歪曲。

她会认为自己还不错,但又会认同她家人说的吃老本,或者认为自己身上带着一些"资源"。她会觉得她现在很好,却又认为其实也不怎么样,她会把自己的成绩都归因于其他人让她获得了那样的机会。

"她对自己十分缺乏自信,今天我跟她讲话,其实是在刻意给她一些信心,告诉她其实她方方面面都做得很不错,所以她也会在这个访谈过程中愿意陈述一些事情。"

在病房里,母女之间的相处也处在一种无奈的状态。也许,妈妈自己也伤痕累累,也会烦,也不擅于处理自己所遇到的困境。

"我们可以试着给她提些建议,不一定让她马上学会太多,不用让她刻意去表扬自己的孩子,也不需要马上去做什么,只要在往后相处的过程中能够学会认同自己的孩子,就可以了。那样,孩子到了外面,才有可能觉得自己是被认同的。"

年龄越小的人,越会依赖于家庭,如果小时候心灵上无家可归,那就很难建立自我认同。等孩子长大了,可能会把自己给毁掉。

在心理动力学里，人内心深处的自我认同，就是父母对他的认同。父母的不认同，也会渐渐内化成自己对自己的不认同，最后，就会进入自毁的状态。

"自杀，在某种意义上，也是在表达愤怒和抵抗。"

她摇摆在家人对自己不公正评价的"认同"和"抗议"之间，不停地斗争。内心的冲突让她变得异常焦虑，最终逼得她无路可走——不被认同，那就自毁吧！

"杀死自己，让你们觉得我就是很差！"

"杀死自己，让你们知道我很愤怒！"

"杀死自己，惩罚你们从此没有了自己的孩子！"

…………

这是从心理动力学的角度做出的一些分析。从认知行为的视角看，就更简单一些。

她缺乏自信，从小的成长经历让她觉得：

"我是一个不够好的人，我即使有点本事，也是别人给的，所以我自己就是很差。"

"我不够好，包括在人际关系中，可能也是不被喜欢的，反正总是被……"

这些想法随着年龄的增加一直被强化。

她感觉自己的家，包括自己，都是不如别人的。不如别人、不被喜欢，这些都有可能是导致她走向忧郁状态的因素。她害怕别人对自己持否定的态度，于是怀着很高的警惕性，观察周围的人对自己的态度，生怕别人说她不好，生怕自己不被喜欢。

"她努力做出一些补偿策略，想让自己变得更加优秀。这就是她在日常生活模式中特别想要自己表现得非常优秀的原因，她总是觉得自己不够好，但她不服！"

补偿策略如果恰当，人就会不停地努力，从而变得十分优秀，然后慢慢认同自己，这是一种正向的发展。但如果年龄还小，内心还很脆弱，客观上来说能力有限，那在遇到一点点挫折时，立刻就会陷入困境。

"所以她一旦学习不好，就会把自己逼疯。因此，她最终发病的诱因是学习问题。"

在治疗方面，主任说："我们一边调整药物，一边做一些家庭教育。"

孩子的父母终究是关心孩子的，只是他们自身也伤痕累累，不知道如何更好地去对待孩子而已。

"我们在跟家长沟通的过程中，不要随便去指责他们。不要说'你们这样做不对！''孩子这样的情况就是你们导致的！'"

指责毫无作用，也毫无益处。

"我们要促进这个家庭向一个好的方向发展，要让他们变得更好。我们得让妈妈明白：对待孩子，需要有耐心。当孩子不认同自己的时候，需要家长能够理解。"

在孩子有错的时候，需要家长多一些倾听，不要急忙否定。家长不需要讲太多的大道理，接纳就好。

"感受她，理解她，然后关心她。"

电休克暂时不考虑，因为可能达不到她想要的效果，就算做了，该想起来的不好的事情，还是照样会想起。

"她的妈妈觉得没有希望，其实可能也是因为背后没有支持，所以也会倦怠、忧郁。如果孩子的爸爸能够和她站在一起，可能就会好起来，这样就有两个人共同来帮助孩子。"

明娜住院时，一直都是妈妈陪着，我们在调整药物的过程中，多次试着与妈妈沟通。起初，她对医生的建议并不十分重视，但为了孩子，最终她还是做出了妥协。

心境障碍，康复起来并不容易，也非一日之功，但有了家长的参与，前途就变得明朗多了。

一个月后，明娜好转出院了。

十四岁的孩子，未来的路还很长，谁也不知道将来遇到挫折时，她还会不会被击垮，我祝愿她一生平安顺遂。

11 竹竿女孩

十五岁的邵梦涵，已经在医院住了四十二天。

每次查房时，主任都会说，要是能再长几斤肉就好了。

邵梦涵身高一米七〇，体重三十八公斤，锁骨高高地凸起，瘦得皮包骨头，看上去像根竹竿。听说她刚来的时候，只有三十公斤，很难想象那时候她瘦成什么样子。

曾经，我在省人民医院急诊科实习的时候，见过一个厌食症患者，那是个三十岁的女青年，从救护车的担架上被抬下来时，已经奄奄一息。她眼窝凹陷，瘦骨嶙峋，鼻子里插着管子，像一副活着的骷髅，惊悚的模样吓得周围的人躲在一旁远远观看。

老师说："好可怜啊，这个女孩每次来，都是好几天没吃没喝，快要饿死了。"

我从来没有见过那么瘦的人，在以瘦为美的审美观中，女人们挖空心思，让自己变得更加苗条些。可是，当那个病人被救护人员从担架上抬下来时，我第一次见识到了瘦到极致的恐怖。

"怎么会瘦成这样？"我跟着老师一起给她做检查。

老师叹了口气，说道："这个女孩，谈恋爱时受了刺激，要减肥，减着减着，得了厌食症，就变成了这样。"

"厌食症会有什么严重后果吗？"

"很多厌食症病人到后来就会变成这个样子，好不了就会被活活饿死。"

那个病人，全身的器官都已衰竭，只留着一根鼻饲管续命。

我望着骷髅般的病人，触了一下她的皮和骨头："她还能好吗？"

"好不了，她已经病了好多年，我们是眼睁睁地看着她一天一天走向衰亡。"

说完，老师转身去忙了。

我站在那里，一直望着护士把她从担架上抬下来，然后抬到抢救室里去。病人张着嘴巴，眼睛睁得圆圆的，一动也不动。仿佛死神已经降临，只等她轻轻闭上眼睛。

曾经，在我眼里，瘦是一种精致的美：是苗条，是自律，是灵巧，是健康。可是，那个厌食症患者让我看到了瘦的另一面——毁灭性的灾难。

我在儿童精神科跟着主任查房，第一次看到邵梦涵时，被她瘦骨嶙峋的样子震惊到了。我不知道她为什么会瘦成这样，但当我听到旁边的医生说她患的是"厌食症"时，我脑海里就猛然闪出以前的那个病人来，尘封多年的记忆就像水闸突然被打开。

一瞬间，邵梦涵的身影和省人民医院急诊科的那个病人重叠到一起，让我恍惚中看见她的未来。这种恍惚的重叠，让我感到担忧和恐慌。

我望着眼前的女孩：十五岁的年龄，正是初开的花蕾，她有白皙的皮肤、清秀的五官、黑亮的长发……只可惜，她太瘦了，看上去就像一根竹竿。

神经性厌食症常见于青少年女性，女性和男性的患病比率为6:1~10:1。起病在 13~20 岁之间，13~14 岁和 17~18 岁是两个高发年龄阶段，30 岁以后少见。它的病因至今尚未完全明确，但可能与生物因素、心理因素和社会文化因素都有关。

邵梦涵身材高挑，长发披肩，一双手指又细又长。

主任说："你看，手指长得多好，是一双弹钢琴的好手。你一定要好好吃饭，等病好了出去，学学钢琴，那该多好。"

梦涵望着自己的手指，低头笑了。"是吗，我能行吗？"说着，眼角便流出了泪水。

她的情感有些脆弱，眼泪和微笑都会随时出现。

"当然行，只要你好好吃饭，再多长几斤肉，等身体恢复了，有什么愿望，只要你愿意去做，都有可能会实现。"

她受到了鼓励，感激地微笑，但眼角的泪水却不停地往下滑落。

大家围着她，和主任一起讨论她的饮食方案和增重计划。她比来的时候已经重了八公斤，但离目标值还有很大的一段距离。主任指导完饮食计划后，又在药物治疗方面做了一些调整。最后，他让管床医生多关注她的心理，嘱咐最好一周做两到三次心理治疗。

她的管床医生站在主任对面，一边听着，一边点头记录。主任周围围满了医师，我挤不进去，只好站在人群外面，远远地看着。主任的声音时高时低，有些话我听不清楚，就踮起脚尖侧耳倾听。

我很想知道她为什么会得厌食症，为什么会瘦成这样，但没有人提起，主任也没有讲到。

几年前的那个病人，是因为谈恋爱受了刺激要减肥，可邵梦涵才十五岁，还不到恋爱的年纪，应该不会是这个原因。但她为什么不愿意吃饭，为什么会被送进儿童精神科，对我来说，这一切还都是个谜。

我设想，也许她经历过一些曲折的事情，导致她焦虑抑郁、不思饮食，进而暴瘦，最终患上了厌食症。或许，处在青少年阶段的她，对自我身份（包括性身份）的认同出现了挑战：对自身第二性征的发育和日益丰满的体形缺乏足够的心理准备，从而产生恐惧不安和羞怯感，于是产生了强烈的愿望，希望自己的体形保持或者恢复到发育前的"苗条"状态……

我带着种种假设仔细地观察她，发现她并不是一个自我封闭的孩子。医生问她话时，她很乐意回答，即便很伤心，也愿意哭着把内心的想法说出来。

查完房后，我思索着她的病情，觉得有很多疑问，需要走进患者心里才能被解答。我想，也许只有和她好好谈一次，才是最好的办法。

心理医生和病人谈话，讲究匹配。住在这里的孩子有五六十个，但并不是所有的孩子都愿意敞开心扉和任何医生交谈。

邵梦涵是个内敛文静的女孩，经常一个人坐在病床上，或者坐在活动室里靠近窗户的位置上，静静地叠星星。她多愁善感的眼神里总是流露着悲伤和孤单。凭着第六感，我觉得她应该是愿意和我敞开心扉的人。

下午两点钟,我带着一支蓝色的签字笔和一个玫红色的软皮笔记本,到病房里去找她。

午后的阳光从窗户外照进来,五月的天气不冷也不热。邵梦涵穿着青绿色的居家上衣和九分裤,正坐在床上,光着脚丫折纸带。

房间里只有她一个人,我走到她床边,望着她摆在床上的粉色星星说:"你们女孩子,是不是都喜欢叠星星?"

她看到我过来,难为情地把那些星星捡起来:"不好意思,我叠得不好。"

她把星星放进透明罐子里:"她们教了我好多遍,但我还是叠不好。"

"我觉得挺好的。"

"真的吗?"

她抬起头望着我,不自信地笑了。

"真的,"我拿起罐子,对着空中观望,"我觉得你能静下心来叠这么多,很厉害!"

"这不算什么,有的人叠得比这更多,也比这更好看。"

"但你叠的,很特别。"

我还是说了句鼓励的话,想让她看到自己的价值。

"真的吗?"她看上去很高兴。

"真的。"我点点头。

"我总觉得我叠的没有别人叠的好看。"

神经性厌食症患者常常具有内向、敏感、缺乏自信、自我评价低、追求完美等特性,这些个性特点在邵梦涵身上表现得十分突出。

我放下罐子,望着她说:"那是因为你对自己有偏见,或者你对自己要求太高,其实你并不比别人差。"

"真的吗?"她又这么问,仍旧半信半疑。

"真的。"

她看上去有些不敢相信。

"那你愿意和我谈谈吗?"

"愿意,"她放下手中的纸带,"你是新来的医生?"

"是的。"

"以前,我怎么没有看到过你?"

"我是这周才来的。"

她把床上的纸带收拾了一下,盖上装着星星的罐子,放到床头的柜子上。

我往床头柜前挪了一下,说道:"今天早上主任查房的时候,我就站在旁边,你和主任说的话,我都听到了。只不过那时医生太多,我站在最外面,你可能没看到我。"

"哦——"她轻轻点了一下头。

"你的情况,我也了解一些,但我很关心你,我想知道你生病的全部过程。如果你愿意,我想听你说说。"

"愿意,"她的眼眶突然红了,"我很愿意和你说!"

我坐到了她对面的床边上。

"我每天都很孤独,也很难过,我心里很压抑,我有很多话想和别人说。有时候,我的管床医生会来找我聊天,但她很忙,说不了几句,就会被别的病人叫走。我好想留着她再多说几句,但她的时间很宝贵,我也不好意思总是霸占着她。"

她开始说起刚入院时的情景，在谈到厌食和体重持续下降时，她伤心地流泪了，雪白的面颊变成了粉红色，瘦长的瓜子脸上，一双含着泪的大眼睛似乎要从眼镜后面凸出来。

我被她的情绪感染了，很为她难过，真想过去拍拍她的肩膀安慰她，可我没有这么做，我仍旧坐在原地，一动不动地看着她，听她说话。

这时，外面进来一个病人，是她的室友，她赶忙停下来擦泪。她没有再说话，我也没有再问，我们都想等那个病人出去了再继续，可她却直接坐到了自己的床上去，根本没有想再出去的意思。我们只好换了个地方，去心理治疗室。

邵梦涵吃着好几种药：用于治疗贫血的、抑郁的、进食障碍的、甲状腺功能减退的……她的管床医生给她定了指标，让她吃特配的营养餐，希望她能在一个月内增加四五斤。

"不过，她也说了，体重不是唯一的标准，还得看综合情况。"

我们来到心理治疗室，临窗坐下。

邵梦涵坐在我对面，将两只手摆放在桌子上。我们聊天的过程中，她若是一时不知道该说什么时，就低头看自己的手。

我说："你的手指真长，主任说你这是弹钢琴的手。"

"是吗？"她笑了，盯着自己的手翻来覆去，似乎在寻找可以弹钢琴的证据。

"你有什么特长？"

"让我想想……"她歪起脑袋想了一会儿，"我喜欢打排球，喜欢唱歌。"

"那唱一首听听？"

"有点不敢啊。"她害羞地捂上了嘴巴。

在她八岁那年,父母离异了。离异前,母亲去了上海工作,到上海之后,父亲就把她送到了外婆家,从此,她就一直跟着外婆生活。如今,时间一晃,已过去了七八年。

去年暑假,外婆突然搞起了直播,整日忙着自己的"事业",一头扎进手机里,忙得废寝忘食,也忘了自己还在抚养着一个未成年的外孙女。

十五岁的邵梦涵变成了一个没人照管的孩子,一日三餐都无人问津,她突然感觉自己被抛弃了。

"我觉得自己成了所有人的累赘……"

她流着泪,哽咽着说不下去。

厌食症患者常有焦虑、抑郁情绪,心境常常不稳定,部分患者还有自杀倾向。邵梦涵前一秒钟还在微笑着说她的特长,后一秒钟说到自己无人照管时,就委屈地哭了。

我递给她一包纸巾,让她擦泪。

她抽出来一张,擦了几下后,继续说:"我觉得很不开心,就吃得少了,也吃不下去。后来妈妈回来,看到我不怎么吃饭,也瘦了很多,就带我去做检查。检查的结果出来后,医生说我的胆固醇偏高,高出正常值很多,就建议我清淡饮食。从此之后,我就吓得再也不敢吃很多东西,然后慢慢地就越来越瘦了。"

"那时候,你去看医生了吗?"

"没有,"她低头望着前面的空气,"后来,假期到了,妈妈就带我去上海。我本想,到了上海就可以随心所欲地游玩,吃各种特色小吃,心宽体胖嘛,那样过不了几天,体重就会变回来。可谁知假期结束,我从上海回来后称了一下,却仍旧是三十公斤……"

她伤心得说不下去了,不停地流泪。

一米七〇的身高,标准体重应该达到六十五公斤,可她只有三十公斤,这连标准体重的一半都不到。

她真是太瘦了,瘦得有些可怕,让见到她的人都会惊悚地张大嘴巴,妈妈只好又带她去医院。她们去了好几家医院,但医生都束手无策,最后,就被推荐到这里来。

"本来,我上学上得好好的,身体却突然变成了这样。我每天都感到头昏眼晕,恶心乏力,虚弱得站不了几分钟就要倒下去。我没办法再待在学校里,妈妈就帮我申请了休学,她真是为我操碎了心。"

她泣不成声,纸巾湿透了一张又一张。

一般人胆固醇指标高一点,吃油腻的东西时会有所顾虑,但也不至于担惊受怕变成厌食症,她为什么会一步一步走到这个境地?我觉得除了担心胆固醇升高之外,可能还有更深层次的原因。

"你为什么会这么担心?"

果然,她还另有隐情。

"2009年,我奶奶去世了,她去世时,我才两岁。她是因为糖尿病去世的,我们家族有代谢性疾病史,我担心自己会遗传奶奶的病而活不长。"

在她的世界里,很少有爷爷奶奶的影子,在她很小的时候,他们就都病逝了。

厌食症患者的家庭,经常纠纷多、关系紧张、家长专制、缺乏灵活性，遇到冲突时缺乏解决问题的技能，并习惯回避。

八岁那年，邵梦涵的父母离婚了。那年的记忆深深地烙在了她心上。

记忆中，她的爸爸常常打游戏，或者在外面找女人，回到家里不是无视她，就是斥骂她。

她的妈妈总是在忙工作，天天都不在家。她上幼儿园、上小学，都是妈妈挣钱在供她。妈妈起早贪黑地工作：早上走的时候，她还没醒来；晚上回来的时候，她已经睡着了。她似乎总是见不到妈妈的面。她上小学后不久，妈妈就干脆去了上海工作。

妈妈一走，家里只剩下她和爸爸两个人。本来，爸爸就很少管她；这下，妈妈不在家，爸爸更不管她了。没人管的孩子，只好被送到了外婆家。

她记得有一次，爸爸带她去见一位阿姨，说："这位阿姨是我给你请的家庭老师。"

她信以为真，就跟着爸爸、阿姨和那位阿姨的儿子，四个人一起开心地游玩了一下午。他们去了很多地方，又是吃饭，又是购物，最后他们去逛超市。那位阿姨给她儿子挑了两罐奶粉，付费时却刷了她爸爸的银行卡。

她觉得奇怪，回到家里跟妈妈说："妈妈，那个家教阿姨给她儿子买奶粉，刷的是爸爸的卡。"

妈妈一听，就和爸爸吵起来。

爸爸气得大骂，冲过来掐住她的脖子，把她推到阳台上，骂道："你这个坏东西，我让你再胡说八道！"

她被爸爸掐得喘不上气来。

妈妈连忙跑过来帮她，拼命拉开丈夫，把他的包扔出去，也把他搡出了家门。

她不知道自己犯了什么错，被爸爸这么一掐一推，连疼带吓，就缩在阳台上大哭起来。

"后来，我才知道，那个阿姨根本不是老师，她就是一个'小三'。那个孩子，就是我同父异母的弟弟。"

那天吵完架后没过多久，她的爸爸妈妈就离婚了。离婚后，那个女人也没有和她爸爸走到一起。

"后来，爸爸又换了几个阿姨……"

说起这些往事，她一直都在哭。

"你一直都很难过……"

"是的，我从小就感觉到自己和别人不一样。"

"那你恨爸爸吗？"

"不恨。他偶尔会给我打电话，我到了外婆家后，就很少再去那个家。他又找了一个女人，两人住在一起，但不知有没有结婚。"

她妈妈离婚后，也找了个人再婚了。

"继父对妈妈很好，他们结婚后一直生活在上海，我一直留在这里和外婆住在一起。我这次生病后，妈妈就从上海回来了。"

"你怨恨他们吗？"

"不，我不是很怨恨！"她摇摇头，却哭得更伤心了，"我只是希望他们能多陪陪我。"

"但他们各有各的家庭，各有各的事，所以都顾不上你。"

"嗯！"她抽噎着擤了一下鼻子。

"我本来想妈妈从上海回来后，一切都会好起来。但现在她已经在这里待了五个月,我却还是没有好。我的身体越来越差,上初三之后,就休学了。"

"那你休学之前怎么样?"

"初二之前,我和同学相处得不愉快。"

她觉得自己的性格有些怪异,整日闷闷不乐,做梦都在哭。她感到自己很不幸,干什么事情都不顺心,总觉得所有的人都讨厌她,甚至有同学还经常打她。

渐渐地,不知为什么,她觉得同学对她的态度变好了。她也变得主动去和同学交往,并且有了自己的好朋友。她休学后,有同学在 QQ(即时通信软件)上问她最近怎么样,让她保重身体,老师也会在网上给她单独讲题……

绝望孤独的生活里,终于有了点让人觉得温暖的东西。

可是,她说着说着,又想起阴郁伤心的事情来。

父母离婚后,她和外婆两人相依为命。

很多人都知道,不少疾病会遗传,但很少有人知道婚姻状态也会"遗传"。父母的婚姻倘若幸福,子女的婚姻往往更有可能幸福;反之,如果父母的婚姻不幸,子女的婚姻可能也会面临更多挑战。妈妈和爸爸的婚姻,只不过是外婆和外公的翻版。

在她出生之前,外婆就和外公离婚了,但外婆没有妈妈幸运,没有遇到可以再婚的人。不过她听说:外婆离婚后也曾遇见过一个人,相处过一段时间,但后来那个人比外公对她更差,所以没过多久,也就分开了。这些事,妈妈都不太记得了,在她的记忆里,外婆的生活里除了她之外,再没有任何人。

外公在城南的一个小区里开了家麻将馆。妈妈偶尔会带着她去外公的麻将馆。麻将馆里人很多,烟雾缭绕,声音嘈杂。门口附近有个小车摊,卖糖葫芦和棉花糖,她每次去,外公都会给她买支棉花糖。她对外公的了解,仅限这些。

她好像有两个舅舅、一个小姨,但都不是外婆亲生的,似乎也不是外公的孩子,那三个人到底和妈妈有没有血缘关系,她到现在都还没有搞清楚。

她对外婆的感情有点复杂,她不知道该怎么去讲述。

一个离了婚的女人,独自带着女儿慢慢长大,女儿长大嫁人后,生了个女儿,然后也离婚了。最后,女儿的女儿和她相依为命……

孤独的老人,学会了网上直播。她直播不是带货,不是跳舞,不是唱歌,不是分享任何一门艺术,也不是传递什么价值观,而是讲赌博——讲怎么在澳门赌博。

她跟女儿要了钱,到澳门去赌博,那些从女儿手中拿去的钱,全都一去不返。曾经,她也有过正经的工作,在医院里干过几年保洁,可她觉得打扫卫生没有意思,还不如在网上做直播。

外婆一辈子过得不如意,就把翻身的希望寄托在澳门的赌场上,三番五次跟女儿要钱,让女儿给她买去澳门的机票。有人劝她,说赌博都是赔本的买卖,一不小心就会倾家荡产。但她不听劝告,谁都挡不住她奔赴赌场的豪迈勇气和脚步。

外孙女很小的时候,她就好赌成性,每次出去赌,她都会带着孩子。只不过那时候,她在麻将桌上赌得比较小。

年幼的邵梦涵站在麻将桌旁,看着一桌子的麻将和每个人旁边零散的钱,好奇地问外婆:"外婆,你们这是在干什么?"

外婆说:"这是在玩游戏,赢了可以赚到积分,然后可以带你去吃肯德基。"

小女孩一听可以吃肯德基，就跳起来兴奋地鼓掌。

后来，她渐渐长大了，才知道外婆说的那个"游戏"其实就是赌博。

外婆的赌瘾越来越大，小小的麻将桌再也不能满足她的欲望，她天天都在盘算输赢，天天都在幻想通过赌博实现财富自由，她必须得去澳门的赌场，才能实现自己的雄心。

她去了，飞越万水千山，终于到了自己梦寐以求的地方。可是，那个地方不但没有让她翻身，反而将她打到了更深的地狱。

她输得一干二净，几十年的积蓄，包括她那些微不足道的养老金和外孙女的抚养费，全都被吞进了那吃人不吐骨头的赌场里。

她灰头土脸地从澳门的赌场上回来了，从此之后，几乎连给外孙女买早餐的钱都很难拿出来。

"从小到大，我似乎一直都在经历令人沮丧的事。"

外婆输了，血本无归，邵梦涵成了没人照管的孩子，她常常饿得饥肠辘辘。父母离她很远，谁都不在她的生活里，谁都没有来照顾她。可他们留给她的噩梦，却一日都不曾从她的脑海里消失过；他们干架的情景，时不时在她心头飘过。她想起，每次战争结束，无论谁输谁赢，他们都会把责任推卸到她身上！

有一次，爸爸和其中的一位阿姨吵架，吵完后，爸爸就骂她，怨她和那个阿姨的孩子关系不好。

"可是我根本不知道自己做错了什么。后来，爸爸和那个阿姨分开了，没过多久，就又换了另外一个阿姨。"

"他总是换女人，是不是很有魅力？"我问。

"很有魅力？"她眼角还挂着泪水，却笑出声来，"他很自信，是个'普信男'。"

"什么是'普信男'？"

"普通，但很自信的男人。"

"他找那么多女人，你能接受吗？"

"我无所谓，"她淡然地说，"我不太管他的事，我只希望他能对我好就行。"

父母的情感生活，她觉得和自己没有关系，她只希望他们能陪她，能够对她好，能够多陪她一些时间，但结果总是事与愿违，她期盼的东西，似乎永远都得不到。

她与同学之间发生矛盾，也会觉得是自己的错。

"我是个爱惹事的人，跟别人玩不好，是我不善于为人处世，情商低。"

有时候，别人碰她一下，她也要还回去。后来，她意识到没有必要这样斤斤计较，就宽容了一些，她做了自我调整以后，朋友就一下子多了起来。

她在学校里的情况变好了，但家里的情况更糟了。

妈妈上班的公司因业务下滑进行裁员，妈妈被迫离职，离职后和人合伙创业，开中介公司，但没开多久，就因根本没有任何业务而被迫关门。后来，她又尝试着做过一些别的小买卖，但都亏得血本无归。所以常常忘了给女儿生活费。

她爸爸换了房子，新装修后，和一位阿姨搬了进去，说经济紧张，也断了她的零花钱。她没有了生活来源，手机也被爸爸没收了。外婆忙着搞直播，没有任何人再关心她。她没有钱，吃早餐也成了问题。有时候，她在冰箱里翻出来一盒冷牛奶，糊弄一下就那么过去了。

以前，爸爸偶尔会来看看她，但自从他搬了新房子，和那个阿姨住到一起后，就很少再来了。他偶尔会给她打个电话，问她最近怎么样。有次长假前，他突然说："明天，我过来接你，带你和阿姨一起出去玩玩。"她十分开心，期待着第二天的美好旅程，一整夜都兴奋得睡不着。

第二天，他们驾车去西边旅游。可是旅程并不美好，她所有的幻想全都破灭了。一路上，爸爸不停地发牢骚，不停地和那个阿姨吵架。

她很不开心，坐在后面装睡。她不愿意听爸爸的牢骚，可是，他总是说个没完。他骂完这个，又骂那个，骂着骂着，就突然骂到了她身上，把吵架的原因又怪到了她头上。

"唉——"他回过头瞥了她一眼，"女孩子就是不好，像个扫把星一样，你要是个男孩就好了。"

那天，他们车上一共坐着四个人，除了她和爸爸，还有那个阿姨和她的儿子。那个阿姨的儿子比她小一岁，叫小宇，爸爸就拿她和那个男孩比："你看看小宇，再看看你自己！"

"爸爸永远都觉得我不如别人。"

她哭得十分伤心。"爸爸不管和谁在一起，都会因为各种小事而吵架，到了最后，又都会把原因怪到我头上。"

他在装修城开了一个家具店，生意还可以，能赚点小钱。他正是凭着那点资本，才不停地换女人。

"但是，他经常跟我哭穷。总是和我说最近生意不好，又亏钱。"

有时候，她跟他要零花钱，说："爸爸，你该给'保护费'了。"

"什么保护费呀，滚蛋！你老爸都穷死了。"

按协议，他应该每个月给她一千块抚养费，虽然经常会拖欠，但还是会打到外婆的账户上，后来有大半年，他都没有想起来打钱。他似乎忘了女儿活在这个世上，也需要吃穿，需要花用。

"他不给钱，是等妈妈和外婆给你吗？"

"没人给我。妈妈创业，全都搞砸了，亏了几十万。继父跑业务，也挣不了多少钱。"

外婆赌博输光了之后，爸爸妈妈就都不再往外婆的账户上打钱了。之前爸爸偶尔给她的零花钱，她从来舍不得花，就慢慢存下来，一直花了大半年。

"我几乎从来没有在外面吃过饭。"

这次生病，是妈妈带她来住院的，她已经住了一个多月，有点想家了。她想妈妈，希望妈妈能多陪陪她。

"我想要她关心我，安慰我，陪我一起散步，陪我一起聊天。"

她的诉求并不过分，对大多数孩子来说，这是家常便饭的事，但对她来说却是奢望。

她在诉说这一切的时候，一直在哭，眼睛哭肿了，声音也哭哑了。她擦完了一整包纸巾，我又给了她一包。

"你恨过爸爸吗？"

"没有，"她沙哑着嗓子说，"他把爱分给阿姨了，但我不怨他，我希望他能过上好日子。"

"那外婆赌博输光了钱，你怨外婆吗？"

"我也不怨。我就是有点后悔，以前我贪吃，但就是舍不得买，经常会把钱省下来，想着钱省下来，可以干很多事情。但现在，我什么都吃不下去，瘦得住院了，所以想起来觉得很后悔。"

"你个头很高，长得亭亭玉立，等以后病好了，肉多一点，看上去会很好看。"

"但妈妈总说我含胸驼背，爸爸总说我萎靡不振。我也总觉得自己比别人差很多。"

"差在哪里？"

她愣了一下，不知道怎么回答，但想了一会儿后，说道：

"爸爸和第二个阿姨在一起的时候，她家有个女儿，比我大三岁，我们偶尔聚在一起时，他们总是偏向那个姐姐。那个姐姐也经常指使我，让我干这干那。她说我的脑袋里装的都是稻草。她养了一只狗，有次出去玩，她在车上说宁愿让狗坐在后备箱，也不想让我坐在车上。爸爸也顺着她说我不好，说我笨得像头猪……"

伤人的话语就像一把刀，刀刀砍在被说的人身上。说的人云淡风轻，听的人却遍体鳞伤。别人加在她身上的恶言恶语，也慢慢变成了她对自己的评判。她在别人贬低的话语中，低到了尘埃里。要想在尘埃里开出花，就得有人来浇灌她的心。

厌食症的治疗，首先是纠正营养不良，同时或稍后开展心理治疗和药物治疗。治疗的过程一般分两个阶段：第一阶段的目标是恢复体重，挽救生命；第二阶段的目标是改善心理功能，预防复发。

邵梦涵住院后，营养不良的情况已逐渐纠正，她的管床医生早已给她制订合理的饮食计划，通过增加饮食、加强营养，体重已在逐渐恢复。她已经认识到了厌食导致的危害，并且服从医生的安排，接受各种药物治疗。

可她的内心仍旧处在荒芜的旷野中，没有得到充足的营养和滋润。她缺乏自信，自我评价很低，她需要重建认知，如果条件允许，也有必要对她的家庭进行系统的心理干预。

我试着讲了一些例子，告诉她："他们对你的那些评价是不客观、不公正的。"

"真的吗？"她抬起眼眸，还不确信。

我把她的优点一条一条列出来，每列一条，我都会问："这个，你认可吗？"

"认可。"她点点头。

我接着列举下一条。

她不停地点头，挂着泪的脸上渐渐露出笑容。

赞美的语言，就像阳光，可以穿透迷雾，照亮幽暗的心。邵梦涵听到自己身上有那么多优点，就开心地笑起来，她微笑的样子，看上去很美好。

谈话快到结束时，我告诉她一个方法：

"每当你觉得自己一无是处的时候，就拿出笔来，把你认为自己不好的地方列出来，再按照我刚才帮你寻找优点的办法，把自己的优点也一一写下来。然后从头到尾看一遍，看看自己内心会有什么变化。"

"好！"她虔诚地点了点头。

关于她的故事，说到这里，就结束了。

我们谈完话后，我把她重新送回了病房。

回去的路上，我一直在想她说过的那些人和事……

我试着分析她的问题：从表面上看，邵梦涵最大的问题是厌食症，可背后的故事，却是一个不幸的家庭几代人之间传递的放大效应。

有心理学家说：孩子的问题，都是父母的问题，都是家庭的问题。要阻断两代人之间的不良传递，除了要不断努力为下一代积攒物质财富，更要能不断地通过自我觉察、反省，来调整自己的认知状态。

这是我能想到的关于邵梦涵患厌食症的一个根本原因。也许，我的思考并不准确，但至少，我认为几代人之间的不良传递，应该在她这里终止。

12 上帝本来就不公平

八点多钟，主任挨个查过病房后，走向活动室。

守门的阿姨看到主任来了，老远起身，开门让路。

活动室里谈论、嬉笑的孩子们看到医生进来，立即热切地围上去，寻找自己的管床医生，就像校门口放学的孩子寻找自己的家长似的。找到了自己管床医生的孩子，赶紧分享他们的心事；没找到的，委屈地羡慕别人。

我注意到凌静，是因为在一群闹哄哄的孩子中间，只有她一个人静静地坐着。

她的管床医生感染了新冠病毒，正在休病假。代管她的医生问了她几句后，就被自己的病人喊走了。

她像个后娘养的孩子，不好意思和别人抢"亲妈"，只好"懂事"地回到位置上，一个人画画。她深深地低着头，似乎是在刻意避免看到同伴和他们的管床医生开心地聊天。

她用铅笔画的卡通少女看上去很美：圆圆的大眼睛，俊俏笔挺的鼻子，精致的瓜子脸，凌乱披肩的长发，飘逸束腰的连衣裙……那是我从小就喜欢的卡通图画，曾经我也试着画过，但总是画得怪模怪样的。眼前的这个女孩能把卡通少女画得这么好看，真是令我刮目相看。

凌静大概觉察到身后有人，就转过头来看了一眼。

这是个戴眼镜的女孩，看上去很文静，也很腼腆。她看到有人看她画画，手便停在半空中，不知道如何落笔。

我不想让她那么不知所措，就弯下腰说："你画得很好。"

她没有抬头，盯着画纸害羞地说："这个画得不太好，有些失败。"

"不，我觉得很好。"我说。这是我的肺腑之言，但她有点不相信，指着画上的几处地方说："这儿画得不好……还有这儿……也不好。"

我看不出来她指的那些地方有什么问题，就说："都很好啊，看不来有什么问题。"

但她还是坚持说这张画有很多瑕疵，她很不满意。

我问她住在这里多久了，她说已经住了一个多月，再过几天，等她的管床医生回来，她就可以出院了。

我来儿童科见习，时间只有一个月，鉴于时间太短，主任没有给我独立分配住院病人。我跟着小组查房，做团体治疗，给孩子们做心理测评，做完这些后，还有大量的剩余时间。我想，正好可以把这些时间利用起来，好好了解一下现在的孩子们都在想什么。

"那你的医生回来之前，你愿意和我单独聊聊吗？"

凌静抬起头，有点受宠若惊地说："我愿意！"

她很意外，也很惊喜。

我们约好"明天见！"。

第二天下午两点钟，我去活动室找她。

凌静正在折纸，看到我进来，就喜悦地站起来，跟着我就往外面走。

旁边的小伙伴跟过来，问："你要去哪里，这是你的新医生吗？"

凌静仰头微笑，没有回答，引得周围的伙伴羡慕不已。

我们从活动室里出来，来到心理咨询室。

心理咨询室在走廊的另一头，里面摆着三张沙发椅，一张桌子，桌子上有小花瓶，里面插着折纸花，沙发上有毛绒玩具和靠枕。

凌静坐到门口的那张椅子上。"上次王医生和我谈话，我也是坐在这个位置，"她说着，抱起旁边的一只白色长毛熊玩具，抚摸它身上的毛，"上次我也抱了这只熊。"

我在她对面靠墙的那张长沙发上坐下来，但不知为什么，我刚坐上去，沙发就滑动了一下。

凌静看到我差点仰倒，连忙过来察看："这个沙发会滑动，上次王医生坐的时候，也是这样。"

我把沙发往后靠了靠，固定下来。

我们俩坐好后，开始正式交谈。

凌静十三岁，正在上初二，考过几次全年级第一名，语文成绩经常差不多满分，但上初二后，数理化成绩经常拖后腿。

我建议说："那到高中分科时，你可以选择学文科。"

她说："我也是这么想的。"

这学期她休学，已经四个多月没有去学校。

她的爷爷和爸爸送她来这里住院，已经住了三十二天，本来说好第三十天的时候，家人来接她，但不知为什么，他们改变了计划，说过几天才能来石江城。

"那你来这里之前发生了什么事？"

"当时……"她用手挠着头皮，开始回忆往事，千头万绪，不知从何说起。

"你就当我是你的朋友，随便聊天，想到哪里，就说哪里。"

"好。"她调整了一下姿势，说了几句无关紧要的话，就进入正题——

那天，我们正在上数学课，上到一半，老师突然喊我起来回答问题。我已经两天没有来上课，对新课的内容很陌生，老师讲什么我根本听不懂。我努力去听，但脑海里乱哄哄的，根本集中不了注意力。正当我胡思乱想时，突然听到老师叫我名字，我茫然地站起来，愣在那里不知道发生了什么事。当我明白他是在提问题时，我觉得这简直太倒霉了，根本什么都听不懂，怎么可能回答得了那个问题！但不知为什么，我还是硬着头皮，信口回答了一个莫名其妙的答案。可能那个答案太离谱，引得全班哄堂大笑。

数学老师听到我的回答，鄙视地扫了我一眼，然后继续讲课。

我很羞愧，觉得无地自容，就站在那里哭了。我默默地流泪，怕被同学发现，就一动也不动。

老师回过头来，瞟了我几眼，看到我在哭，就没有再问。

他没有让我坐下,也没有提问别人,就那么转过身继续讲课。

我继续站着。

所有的人都坐着听课,就我一个人站着,因为不会回答问题而被全班笑,我觉得背如芒刺,再也听不见老师在讲什么。我站在那里,像个木桩一样,脑袋里一片空白,只有眼泪像泄了闸似的不停地往下流。我一直站在那里,不知道过了多久,当我觉得全身僵硬、头皮发麻时,又突然听见老师喊我到黑板上去解题。

我呆住了,我根本不知道那道题怎么做,我想拒绝,可我却什么都没说,就那么硬着头皮上去了。我拿着一根粉笔,走到黑板跟前,望着那道题,木然发呆。

老师说,你不会就不要站在那边。说完,他又喊了另一位同学上来。那位同学上来后,擦了黑板,就开始解题。

老师对我说:"你下去吧。"

我装作没听见,站在那里没动。我望着黑板,似乎是在看那位同学解题,实际上什么都没有看。我不敢转身,转身时同学会看到我哭泣的脸,我不想让大家看到我狼狈的样子。

数学老师催我下去,说了一遍又一遍,语气很不好。我无法忍受他的呵斥,就说我肚子不舒服,可以回去休息吗?

他大声说:"肚子不舒服就下去,该做什么,就去做什么!"

我几乎是被他训斥着从讲台上轰下来的,我感到十分耻辱,就小跑着出了教室。

我从教室里出来,走在空荡荡的校园里,不知道去哪里,就一边走,一边哭。我从一条小路上过去,经过一排银杏树,一直往前走,走到一栋楼前停下来,然后上了楼梯。当我再次停下来时,发现自己已经到了班主任的办公室门口。

班主任是一位十分善解人意的老师,她经常和我谈心。以前,我每次遇到事情,都会找她去说。她很有耐心,每次认真地听我说完,都会告诉我该怎么办。她的语言就像定心丸,在我无助的时候,总会让我获得力量,感到无比宽慰。

在数学课堂上,我出了这么大的洋相,学习上遇到了这么大的挫折,我真不知道以后该怎么办,真是太令人沮丧了。

我站在她门口,站了好久,终于鼓足勇气,再次敲门进去。但很遗憾,她不在,办公室里一个人都没有。

我失望地关上门,出来后站在门口望向别处。接下来,我该去哪里呢?这时,我看到不远处有个厕所,就往那里走去。

推开厕所门,迎面而来的是一面巨大的镜子。我进去后,看到镜子里的自己眼睛红肿,头发蓬乱,就拧开水龙头,用冷水洗了一把脸,然后走到门口吹风。

一阵清凉的风吹来,吹在我脸上,冷水凉飕飕地顺着面颊流下来,我打着哆嗦,想让自己冷静下来。可是,冷着冷着,我又想起刚才发生的事,于是又哭起来。

镜子旁有一扇窗户,我走过去,看到外面的草坪上有细碎的小花朵,有被风雨吹打的草木,于是就想:干脆从这里跳下去吧,跳下去之后,就会一雪前耻。

我拉开窗户,打算从那里跳下去。但那窗户上有卡条,只能打开一条缝,根本出不去。我扒拉了几下,还是只能开那么大,就转过身来。

其实我开窗的时候,已经清醒了。就算那扇窗户能够完全被打开,我也不可能跳下去——若是就那么死了,也太不值得了。

我已经被别人伤害了自尊心,为什么还要自己再去伤害自己的生命!我转过身来,趴到地上哭了。

地面冰凉,寒气一阵一阵袭上来,我像没了骨头似的,瘫软在地上,一直趴在那里哭。

不知什么时候,又吹进来一阵风,吹到我身上,我冷得哆嗦了一下,就忽然从地上起来,停止哭泣。

我走到水池边,对着镜子洗了一把脸,洗好后就走出厕所,再次去找班主任。

班主任有两个办公室,她不在这个办公室,我就到另一个办公室里去找。

我到达那里时,看到办公室的门半掩着,就敲了一下门,里面有人说"进来"。

我推门进去,看到班主任不在,但她对面的位置上坐着另一位正在批改作业的老师。她就抬起头问:"什么事?"

我说:"我们班主任去哪里了?"

她看到我哭,就停下手中的笔说:"你先等一下,我打个电话问问。"

她拨通电话,问班主任什么时候回来,说我在找她。班主任正在外面和另一位老师买文具,文具店比较远,她说要到中午才能回来,让那位老师先把我送到门卫室,她通知我的家长来接我。

那位老师挂了电话，就带我去门卫室。

门卫室有个保安正在写东西，他一边写，一边抽烟，刺鼻的烟雾弥漫在房间里，呛得我连连咳嗽。

我等家长的时候，有个亲戚过来看我。那是我们学校的另一个老师，大家都叫他许主任，他接到班主任的电话后，过来和我谈心。

他一看到我就说："你学习成绩那么好，为什么想不开呀？"

我觉得十分尴尬，简直无地自容。他以为我还和以前一样优秀，可现在的我，早已不是从前那般。从这学期开始后，我的成绩直线下滑，简直是一落千丈。

"那你从前是班里多少名？"

"前三名。"

那位亲戚听到我的成绩下降了，就不停地安慰我，说偶尔一两次考试没考好，没什么，还说有些很有成就的人，上中学的时候，成绩也很普通，所以不要太在意一时的得失。

他越安慰，我却越伤心。就在他讲得快要没话可讲的时候，爷爷终于来了，他骑着电瓶车来接我回家。

路上，下着很大很大的雨，天气非常冷。回到家里，我躺在床上，合上眼睛想要闭目养神，但脑海里全是伤心的事，我觉得心里很痛：下滑的成绩、老师贬低的言语、同学嘲笑的眼光，这一切，都像细细的针一样在扎我的心。

我记得有一次，我考得不好，数学老师说："你现在怎么成了这个样子！你看看，上学期他们哪个有你成绩好，现在，你却谁都比不上。"

他用讥讽的眼神看着我，傲慢地说着贬低我的话，讽刺、挖苦、侮辱，他毫无顾忌地踩踏我的自尊心。旁边站着几个同学，我心里五味杂陈，但表面上在强颜欢笑，等他终于说完了，我就装作无所谓的样子离开了。

但我回到家里一个人坐着的时候，却觉得十分悲伤。我很沮丧，关了门躲起来。

爷爷和爸爸不知道我发生了什么事，还以为我在房间里写作业，就都没有来打扰。

我一直坐在那里沉思，默默地坐着，一动也不动，坐了好久，觉得全身麻木，脑袋迷糊，才终于想起还有很多作业没做，得赶快做作业。但天已经很晚了，我疲倦乏力，瞌睡犯困，一看到书本，马上就想睡觉。但第二天要考试，如果不做题，谁知道又会考成什么样！

我纠结着，撕来扯去，定不下主意，时间又白白过去一大截。

我崩溃了，哭了。我压着声音，闷头流泪。

我不知道自己怎么突然变成了这样！我趴在桌子上哭，哭累了，就和衣倒头躺在床上继续哭。我不知道哭了多久，也不知道自己是什么时候睡着的。

第二天醒来，我眼睛肿胀，头昏眼花，稀里糊涂吃了一点稀饭，就去学校了。

考试，又是一塌糊涂。

我为什么会变成这个样子呢？

我细细想了想，事情的缘由，也许从很久以前就开始了。

我们班里有一个男生,长得很板正,很多女生都喜欢他,但那个男生只对我有好感,只愿意单独找我说话。女同学看到了,就联合起来刻意针对我。渐渐地,外面传出流言,说我和那个男生有不正常的关系。我听了那些闲言碎语,觉得抬不起头来,上课的时候心思集中不起来,成绩一下子落后了很多,尤其是数学,从近乎满分倒退到很多人都超过了我。

有个女生,起先是我最好的朋友,她也喜欢那个男生,但当她知道那个男生只对我有好感时,就带头孤立我。我跟她说话,她装作听不见,以前她成绩比我差,后来渐渐地,也超过了我。

我不甘心,拿着习题一遍一遍去做,但静不下来,一旦我坐下,脑海里就全都是同学说的那些闲言碎语。

我集中不了精力,花了很多时间去学习,但毫无成效。以前考数学,我一身轻松,但现在每考一次,我就下一次"地狱"。

我不想去上学了,我变得十分害怕考试。为了不去参加考试,我想尽一切办法让自己生病,生病了就可以不用去学校,就可以逃避考试。

我洗冷水澡,将自己冻感冒,我用牙膏洗脸,之后我又去喝洗衣粉水……

其实,我并不想把自己毒死,我只是想让自己可以有理由不去考试。

经过一番折腾后,我终于生病了。

爷爷带我去医院,但他身上没有钱,所以在去医院的路上，我们先去了银行。他在自助机前取款的时候，我站在旁边。钱从那个机子里吐出来，爷爷战战兢兢地拿起来攥到手上，然后用舌头舔一下手指头，一张一张地数，他数了一遍又一遍……

我心里一阵酸痛，忍不住掉下泪来，我怕爷爷看见，就赶快转过身出去。

我们到了医院，医生开了单子，说我发热了要做检查。我全身乏力，胃里也不舒服，但抽了血，化验结果出来后，医生说没什么严重的问题，就开了药让我回家。

一番折腾，爷爷取的几百块钱差不多全都花完了。我很内疚，为了不去考试，折腾了一大圈，把自己弄病，还花了几百块，真是得不偿失！

我在家里休息了两天，病好后就去学校。那天第一节课是数学课，谁知道我一去，老师就在课堂上提问我。

爷爷接我回去后的第二天，爸爸再次带我去医院。这次我做了很多心理测评，医生说我患了重度抑郁和重度焦虑，给我开了抗抑郁的药，说过段时间来复查。

我请假在家吃了一个星期的药后，家人想让我回学校。但复学要开证明，爸爸就带我去复查。医生说只有比上次轻很多才能开复学证明。

爸爸太想让我去上学了，就悄悄跟我说，测试的时候尽量往轻度填。我理解他的心情，就按本来的状态填轻了一点，但结果出来，仍旧是重度抑郁。

医生问我想不想上学，我说：我不想，但家人想。

他说"好的，我知道了"，然后喊爸爸进去。

爸爸进去后，他们沟通了好大一会儿，但具体说了些什么，我不知道。他们沟通完后，医生给我开了复学证明，上面写着：正常上学，严加看管。他让爸爸不要把重度抑郁的测评单给学校，只把复学证明给学校就行了。

第二天，爷爷去学校写了安全保证书，大概的内容是：如果我孙女在学校自残或者自杀，跟学校无关。他写下保证书后，学校才允许我复学。

我回到学校后，仍然不能接受那个环境，就再次请假回了家。

期中考试到了，爷爷想让我看看能不能跟得上，就让我去参加考试。考语文时，我很开心，因为还有一些同学记得我。考数学的时候，试卷一发下来，墨水的味道钻进鼻子，我就犯起一阵恶心。当我看到试卷上密密麻麻全是小题，没有一道大题时，就知道那些题目全是我的数学老师出的。我开始觉得头晕，眼前发黑，全身发软，几乎要倒下去。这时我站起来，拿出疾病诊断书交给老师，然后走出教室，到班主任的办公室去休息。

我不知道自己为什么会这样！

班主任看到我面色惨白，身体发软，连忙把我扶到椅子上，倒了热水给我喝。

她和我谈心，说了很多话，但最触动我的是，她说："我听许主任讲你爸爸以前是军人，而且长得很帅，但现在他觉得自己很失败，你知道他得花多大的勇气才能重新见他以前的战友吗？"

爸爸当兵回来后，准备和一位阿姨结婚。他买了新房，在和那位阿姨选装修地板时，突然昏迷了，命悬一线，被救护车紧急送到医院里，幸运地捡回了一条命。他脑袋里有先天性血管瘤，破裂后发生了脑出血。

那次成了他命运的转折点，从此之后，他成了残疾人，左边身子没了知觉，也没了力量，走路的时候变得一拐一瘸。

班主任说："你看，你爸爸现在和曾经比，反差有多大！他从一个英勇帅气的军人，突然生病变成这样，是如何抗住打击和压力，重新面对生活的呢？"

我想了想，如果我是爸爸，以前那么优秀，是位军人，而且长得很好看，却突然经历一场大病，成了残疾人，那这辈子我就待在家里，再也不出门，或者干脆自行了断。

但爸爸没有那样做，他像史铁生一样勇敢。史铁生瘫痪了以后，原本要自暴自弃，但最终坚强地拿起笔，开启了文学创作之路……

想到这里，我流泪了。我暗自佩服爸爸：他经历那么大的挫折，都能扛得过去，为什么我连学业上的这么一点压力都扛不住呢！

爸爸在医院里做康复治疗时，那位阿姨来看过他一次，从此再也没有出现过。

爸爸失去了工作，失去了生活自理能力。出院后，在爷爷奶奶的照顾和协助下，他在家里做康复训练，一直持续到三十岁。

三十岁过后，爷爷觉得他该结婚了，实在不能再拖下去，就在村里人的酒席上说，请大家留意一下，看有没有合适的姑娘，给爸爸介绍个对象。

有人说，某村有个姑娘长得很漂亮，人也很勤快、很能干，已经到了嫁人的年龄，但就是不会说话，是个哑巴。

爷爷听了，觉得爸爸现在也是残疾人，实在难找对象，就托人去说亲。媒人带着爷爷和爸爸一起去外婆家。外婆家很清贫，周围全是二层小洋楼，只有她家是一排暗灰色的低平房。

外婆生了三个孩子：两个女儿，一个儿子。妈妈是老二，舅舅是老三。很不幸，妈妈和大姨都是聋哑人，只有舅舅一个会说话，现在是瓦匠。外婆生下大姨和妈妈的时候，正是农忙时节，大家都在田里干活，没有人照看孩子，也没有人注意到她们有什么不正常。直到好久以后，大家才发现孩子听不见，自然，她们也都没有学会说话。

妈妈和大姨都长得很漂亮，如果她们不是聋哑人，肯定会很优秀。妈妈的手很巧，在食品厂里包包子。她每天早出晚归，步行一里多的路程，坐工厂里的班车上下班。包包子是个体力活，也是个精细活，如果一不小心包得不好看，就会变成次品。次品不能卖给客户，只能带回家，还要被扣钱。妈妈每次包了次品，带回来的时候都很伤心。那些次品包子的分量一点都不少，虽然模样难看了些，但味道同样好吃。

妈妈还会画画，她喜欢画兔子，并且画得非常生动，在我心目中，她就是一个特别优秀的人。

妈妈没有学过手语，但我们一家人都可以和她正常交流。

爸爸是这个——她用手在眼睛上圈个圆，意思是戴眼镜。

爷爷是这个——她在下巴上捋了捋，意思是长胡子。

奶奶是这个——她捏了捏耳垂，意思是戴耳环。

女生是这个——她两手从头顶滑到双肩，意思是长头发。

男生是这个——她用手在头顶上揪几下，意思是短头发。

妈妈虽然耳聋，但其实也能隐约听见一些声音，爸妈偶尔也会吵架，妈妈发火时，爸爸会用眼神警告她。虽然他们两个是被迫结婚的，但在被迫结婚的夫妻里，他们的相处应该是最好的。

爸爸会教妈妈写字，妈妈有一个日历，上面记了很多东西，比如今天包了什么包子、发了多少工资……爸爸也教她说话，有时候她可以模模糊糊地读出一到十的数字。

班主任说到爸爸的时候，我想起爸爸妈妈这么不容易，但都这么努力地好好活着，而我却……

我伤心地杵在那里哭着，班主任无声地陪着我。我抽噎了一阵后，她递给我一支棒棒糖，说糖可以让大脑释放多巴胺，可以让我快乐一点。

我接过棒棒糖，含在嘴里，觉得十分甜，那一瞬间，我觉得十分温暖，心情一下子变得愉快起来。

下午，我调整好了情绪之后，就接着去考政治和地理。

回到家里后，我开始劳动。每天七点多钟起床，起来后就去拖地，接下来就去喂猫。我家养了一只猫，我换猫砂、清地面。猫特别小，我还要给它喂奶、逗它玩……做这些的时候，我觉得生活又有乐趣了。

我带着爷爷去了扬州的东关街，用我自己赚的钱请他吃大餐。我在平板电脑上画电子稿，技术不太成熟，但一张稿子也能挣十几块钱。我觉得这是一个很有成就感的事，可以把我闲暇的乐趣变成钱，花自己挣的钱，感觉非常好。

家人打算带我到六院来看病，在网上预约了周一的专家号。姑妈家在石江城，我们提前两天到了姑妈家。姑妈和姑父都是文化人，给我讲了很多新思想，重新激起了我想上学的欲望。

星期一，我们去看专家门诊，何小研主任和我聊了很多，当我说到父母是残疾人，但他们依然不畏世人的眼光面对生活时，我情不自禁地掉下了眼泪。

何主任给我的诊断是"抑郁发作"，但在后面打了一个问号，还有一个诊断是"适应障碍"。

她给我提了三个建议：第一是妥协，就是去上学；第二是住院，等床位；第三是在家里吃药。我们马上排除了第三个建议，然后在前两个建议里犹豫不决。

姑妈陪着我说，我们先预约床位，等床位的这段时间，要是你愿意去学校，那就去学校；如果不愿意，那就先回家，等有了床位，再来住院。

我觉得这是一个两全其美的办法，就按她说的这么办了。

两个星期后，我接到了住院通知。我先去理发店剪了长发，然后来石江城住院。

我刚住进来的那天，一切都是陌生的，就觉得十分恐慌。吃午饭时，所有的病人都在活动室，我坐的那张桌子边挤满了人，大家都在说话，但我一句也没说。旁边有个女孩说："你好高冷啊，一点表情都没有。"

其实我根本不是高冷，我只是紧张害怕。

那天晚上，我一夜都没睡着。第二天起来，觉得好想家，我的人生中，从来没有那么想家过。

我发现四号病房卫生间旁边的墙上，有先前的病人留下来的铅笔字：人的一生一定要来一次612病区，这会让你体验到家是多么的美好……

我不知道写那些字的人，是不是也像我一样夜夜难眠。我每天晚上都会想到家里的猫咪、爸爸、妈妈和爷爷，还有其他关心我的人，我不知此刻他们正在干什么，但当他们的面庞浮现在我脑海中时，我就情不自禁地流下泪来。

我住了几天后，交了一个朋友叫丽丽，她和我同住一间病房。起初，我们在一起有说不完的话，但好景不长，一切就都变了。

我和别人说话时，她就很不开心地来阻止，然后和我吵架。

有个护工说，我感觉你们俩像在谈恋爱，她像恋爱中的矫情女，你像无辜男。

每次她都因为一些鸡毛蒜皮的小事跟我吵，每次都是我认错。但她却说：你从来都不主动。我很无奈，但最让我受伤的是，她在背后和别人说我的不好。

那个护工说，你和她不是一路人，不能做知己，就当成最普通的朋友吧。我去找她讲，当天下午，她就不理我了。第二天，她拉拢了一些人讲我的坏话，集结了一个小团体，一起孤立我。

有一次，她和别人一起训另一个女生小鱼，她们教小鱼做练习题，教了几遍，小鱼还是不懂，她们就用言语攻击她的智商。小鱼很委屈，说："你们的言语太激烈了。"

她们听到这话，就变本加厉地说："我们教你，是对你好，你竟然这么不领情！"

小鱼哭着跑出去了，我追出去安慰。丽丽扯住我，不让我出去，说："我这么难过，你为什么去安慰她，而不安慰我！"

小鱼是受了委屈的一方，她是指责的一方，可是现在，她却哭着抱怨我。

我站在那里发呆，不知道该说什么，这时旁边的一个女生过来，给了她一张好看的壁纸，她很受安慰，但转眼又对着我吵起来："为什么人家给我壁纸，你却没有给我。"

那天之后，我们每天都会吵架。终于，在吵了无数次后，我说："我们不要再做朋友了，可能是家庭环境的不同，让我不太能理解你。"

她家里很有钱，是大城市里的独生女，而我，是农村来的孩子，有个弟弟，父母是残疾人，我们完全是两个世界里的人。

她听我说完后哭了，说她家里是很有钱，但那个家让人窒息。

我们两个都哭了，我坐在床边哭，她跑到厕所里去哭。

后来，我换了病室，又交了志趣相投的好朋友。

现在，我已经在这里住了三十几天了。

说到这里，凌静生病前后的故事就全部讲完了，但我和她之间的沟通才刚刚开始。

她停顿下来，等待我的回应。

我不知道该说什么才合适，她所有的遭遇，我都能感同身受。她好强、敏感、自尊心强，有强烈的上进心，有良好的教养和孝心，但又是那么脆弱、纠结和矛盾。她懂事得有点让人心疼，三番五次提起父母的不易和坚强，并且感动得流泪，但也许正是因为父母的缺陷，才让她背负了比一般同龄人更重的压力，并且深深地打上了"自卑"的烙印。

她有很多优点和特长，但她只看到自己的差距和不足，就像她画的那幅画，不管我看着有多美，她都能挑出几处毛病来。要是能让她发现自己的优点，并且变得自信起来，那结果可能就会完全不一样。

她马上就要出院了，这可能是我和她仅有的一次谈话。那么，在我听完这么一个长长的悲伤的故事后，我应该和她说些什么呢？

我一边思索，一边望着她，缓慢地说：

"听完你的故事，我觉得你是一个特别懂事的小女孩——自立自强，努力进取，可能这是你爸爸妈妈言传身教和潜移默化的结果，你有极好的表达能力，这些，你都知道吗？"

她摇摇头说："不知道。"

我接着说："你有超出一般小朋友的两大优点……"

"是什么？"她疑惑地抬起头。

"第一，你有画画的特长；第二，你的表达能力十分强，我猜想你的作文应该写得很好。"

"嗯，是的。"她点点头，显得很惊喜。

"你要是能把这两个优点持之以恒地发扬下去，那在不久的将来，你就有可能在这两个方面大有作为。"

她半信半疑。

我用她讲过的事例，证明给她看："一个十三岁的孩子，能够用自己画画挣来的钱，请爷爷吃大餐，你说你身边这样的同学有几个？"

她摇摇头，说："没有。"她开始信了，眼神里有了力量。

我继续说："你有极好的表达能力，这是一种巨大的潜力，若是能把这种表达换一种方式，用文字的形式记录下来，去投稿、发表，也许会引起更多人的共鸣。那时候，你记录的文字就会像你画的画一样，也变成零花钱，成为你的财富。"

她热切地望着我，内心的热情和对生活的希望被点燃了，激动地坐起来，说："以前，我们学校有《小记者报》，我写的作文都会在那报纸上发表。"

她喜欢余秋雨，喜欢史铁生，敬重他们那样的大作家。

"如果你愿意，坚持不懈地写下去，那么在不久的将来，你也会成为他们那样的人。"

她眼里闪着光："我愿意，我希望成为那样的人。"

"那我们做个约定，你必须答应我一件事。"

"什么事？"

"你要向我保证，以后永远不做伤害自己的事情，永远不去自残或者自杀。"

她点点头。

"自杀，也许可以一了百了，但如果我们走了，这个世界上那些爱我们的人该怎么办呢？"

她陷入沉思。

"人活在这个世界上，不只是为了自己，还得为那些珍惜我们、爱我们的人考虑。"

她抿着嘴巴，咬了咬下嘴唇。

"你的爸爸妈妈多么爱你，你是他们的未来，是他们的希望。如果你做了伤害自己的事情，那就是往他们的心上钉钉子；如果你自伤甚至自杀，那就是把他们的心脏摘掉了。"

"是的，医生。我已经意识到了这一点，以后我再也不会做这样的事情。"

"你要向我保证。"

"好，我保证，我答应你。"

我们拉钩儿。"一言为定！"

人生的境遇千变万化。我问她："那如果以后回到学校，再次遇到挫折，你会怎么办？"

"现在回头看，数学老师的语言，我也能接受，他也是想让我好。"

"那你还会有跳楼的念头吗？"

"不会，万一死不了，残废了更糟糕。"

出院回家后，她不大可能会随时遇到心理医生，也不大可能会随时遇到可以倾诉的好友，但委屈、羞愧、沮丧、失落、恐惧、忧郁、愤怒的情绪却有可能随时出现，那当她的情绪需要寻找一

个出口时,她该怎么办?我给了她一个建议:

"当你遇到难过的事情不知道怎么去做时,你可以把这一切写下来,就当作在给我写信。你喜欢史铁生、余秋雨,你希望自己成为他们那样的人,那么当你坚持不懈地写作,积累到一定程度时,成就便会水到渠成。也许在未来的某一天,我会在报纸上或者书上看到你写的文章,那时我会非常自豪。"

她激动地站起来,走到我身边,说道:"我觉得很美好,我很憧憬!"

"那我们就这样约定。"

我们再次拉钩儿。

两天后,凌静的管床医生回来了,经过评估后,她好转出院。

从此之后,我再没有见过她,也没有听到过任何关于她的消息。未来,她会不会成为作家,我不知道,但至少在我和她交谈的那一刻,她在心里埋下了一粒希望的种子。我想,她应该不会忘记,曾经有个医生和她拉过钩儿。

13 留学归来

清晨,病房里传来病人的喊叫声,嘶哑的声音回荡在过道里。查房的队伍穿过长长的过道,顺着声音往重症监护室走去。

重症监护室里,迎面的病床上坐着一个病人,背对着外面,正在声嘶力竭地呐喊:

"我要吃饭,我要导尿。我嘴巴里有泡,我要像鲁迅一样呐喊,我要回家……"

她双手绑在床上,灰白的头发凌乱地披在肩上,消瘦的背影像狂风暴雨中的竹竿不停地摇晃摆动。

那些老远就能听到的嘶喊,正是发自她的胸腔。她的嗓子已经完全哑了,但仍像只困兽似的,不停地喊叫、挣扎。

主任走到病人旁边,管床医生开始汇报她的病情。

管床医生的声音很低,时不时被病人的嘶叫声盖住。

主任在嘈杂的噪声中听完汇报后,看了一眼病人的床头牌,然后望着床上疯魔癫狂的病人说:

"你能安静一下吗?我想问你几句话。"

病人没有抬头，仍旧在挣扎喊叫，但主任的话，她全都听到了。

"安静不下来，你们不让我回家，我的情绪就好不了。"

她一边蹬腿，一边拼命拉扯四肢的约束带。

"我要告院长，院长在哪里？"她抬起头四处寻找，"院长——院长——"

"院长不在这里。"主任说。

旁边的年轻女病人看到病友已经喊不出声音，就拍着床板示意她安静："你不要说话，保存体力，我帮你说。"

她回过头望着门口的医生，继续说道："你们过来一个人，负责我和她之间的沟通。"

门口的医生都在听主任和管床医生说话，没人理会躁狂病人的指令。

病人看到没人理她，就使劲地拍床："她最主要的问题有两个：一是嘴巴里有泡，二是要导尿……"

两个病人争先恐后地喊着，让拥挤的病房显得混乱不堪。她们一个在不停地嘶喊着自己的不适和怨气，一个在不停地重复对方说过的话，嘶哑破碎的声音回荡在空气中，吵得人脑袋嗡嗡叫。

主任望着病人，听完管床医生的汇报后，开始发表自己的意见。

他们说话的声音，完全淹没在病人的吵闹声中。

我站在门口，几乎听不清医生在说什么，注意力基本被这两个吵闹的病人吸引过去了。

她们都是夜里才来的病人，一个年轻，一个年长，但都面颊绯红，肝火很旺。两个人都在声嘶力竭地喊着，像站在高高的山顶上，这山对着那山喊。

主任被她们吵得说不下去，就去查看下一个病人。

时间已到年关，再过两天就是除夕。病情缓解的病人，医生已经和家属做好沟通，过年前就出院。病情严重或者才住进来的，则需留在医院里过年。可以回家的病人，兴奋地逢人就说；回不了家的病人，有的沮丧地一声不吭，有的则跟在医生身后像个孩子似的不停地央求。

下午三点钟，家住外地的医生陆续请假回家。他们走后，手头的病人就交由本地医生管理。舒博士离开前，把自己的两个病人都交接到了我手上。

傍晚五点钟，病人开饭，我去活动室查看。

一个年轻女孩走过来拦住我。

"医生，舒医生在哪里，我怎么今天没有看到他？"

她是一个健硕魁梧的病人，圆脸长发，鼻子两旁长着红硬的痘痘。

"他回家了，"我说，"你有什么事情可以和我说。"

"我想跟你谈谈。"

"可以。"

我们找了个临窗的位置坐下来。

她是舒博士的病人，叫京京。

我和舒博士在同一个组，他的病人我也了解一些。每次查房时，舒博士和京京谈话，她似乎都有一种对立情绪，会跟他提出诸多不合理要求。

平时在活动室里，京京也异常活跃，经常游走在病人之间，哪里有病人说话，她就去哪里插嘴，为此经常和别人起冲突，甚至打架。

我们靠着窗户坐下后,京京用那种惯用的居高临下的口吻说:"我得的是什么病,为什么住到这里来,你都知道吧?"

"知道一点,"我说,"若是你愿意,也可以再和我详细讲讲。"

"好。"

她开始叙述起来,但心里藏着太多令人灰心丧气和有苦难言的事情,千头万绪不知道从哪一件开始诉苦为好,结果却失望地抱怨起舒博士来。

"舒医生的确很帅,又高又帅,很少有医生长得像他那样比大明星还好看。但他对我很没耐心,也听不懂我讲的话。不过也可以理解,毕竟那么年轻帅气的男医生,追他的女生肯定不少,所以他不大理解女生的想法也正常。"

舒博士身高一米八八,留着《泰坦尼克号》里男主人公杰克的发型,脸型也和杰克一样。他常年打着领带,穿着衬衫、西裤和皮鞋,精致得像从上海滩走出来的男青年,但实际上他是标准的东北人。

他的帅气,就像一把双刃剑,年轻的女病人看到他,会不顾一切扑上去,扑而无果,就会生出恨来。所以舒博士比任何医生都承担了更多的爱,也承担了更多的恨。精神病人的爱和恨都像鹤顶红,烈而有毒。好在每次当他遇到这种极端的爱恨时,在场的医生都会援之以手。

当京京开始抱怨舒博士时,我为他捏了一把汗,但幸运的是,她刚讲了一半,就有个病人过来喝水,把她打断了。她只好停下来,看着那个长发女子站在自己身边,端起塑料水杯咕咚咕咚喝了一大半。

那个病人喝完水后，放下杯子转身就走了。

京京一直盯着她，直到她离开很远，确定不会听到这里的谈话，才回过头来说：

"我刚才说到哪里了？"

她已经忘了自己刚才正在抱怨舒博士。

"你要和我说——"我故意没有提舒博士，"你为什么来住院。"

"哦，是的，我有很多话想和你说……"

她回过头去，望着活动室里走来走去的病人，颇有些顾虑。

"但这里人太多，有些话我想和你在私密空间里说。"

病室空着，我们决定去她的房间。

还有半个小时就到下班时间，我估计自己要延迟下班了。

我们从窗户前起身，走到门口时，有两个病人拦住我。一个要借我的手机打电话，另一个让我给她的管床医生带个话。我答应了那个让我带话的，拒绝了那个跟我借手机的。被我拒绝的那个病人失魂落魄地站在门口，一直望着我和京京远远地离去。

"我是一个女强人，你知道吗？"

我们走在过道里，京京一边说，一边做着夸张的手势。

"你想知道我的能力到底有多强吗？我可以说，你绝对想不到。"

躁狂病人自我感觉良好，他们往往夸大自己的能力。京京正处在双相情感障碍的轻躁狂状态。

"你说来我听听。"我点点头，让她继续说。

她像舞台上的脱口秀演员，开始卖力地炫耀自己的能力和财富，并夹带着说了几句英语，说完了问我能不能听得懂。

我说:"我英语学得差,听不懂。"

她摆摆手,自豪地说:"哦,没关系,我是一个平易近人的人,不会看不起不如我的人。"

说完,又说了一句英语。

她昂首阔步地走着,显得很高贵。

我们很快到了她的病室门前。

我掏出门禁,刷卡时回头望了一眼活动室,发现刚才那个跟我借手机的女孩仍旧站在门口望着我们。

我心里咯噔一下,有些愧疚,但还是硬着心肠回过了头——科里的规矩是不能随便破坏的!

病室里,靠近窗户的那张床上放着一件豹纹外套。京京走过去把外套叠起来,放到靠墙的被子上。

"就坐在这儿吧,这是我的床。"

她坐到了床边上,我坐到了她旁边。

"在多伦多留学的时候,我开了一个店——空手套白狼……"她停顿了一下,等待我的肯定。

我点了点头:"嗯,挺厉害!"像相声演员中的捧哏。

她得到了回应,接着说:

"我是在夹缝中长大的人,经商头脑特别灵光,一言一行对于我来说,都是为了达到某种目的。机缘巧合下,我遇到一个男人,我信命,用塔罗牌给自己算了一命,算出那个男人是我命里的一劫。你们学医的可能不信,但我有信仰,东西方的神虽然不同,但掌管的大能却是互通的。"

"嗯。"

"我妈妈信风水，我不信那个。我信塔罗，但这并不是崇洋媚外……"

前面的话还没有说完，她就转移到了下一个话题：

"在我读一年级的时候，爸爸喜欢上了一个有夫之妇，和她一起开工厂。妈妈在乡下，没有文化。爸爸靠着那个女人管理财务，也靠着那个女人谈来的业务赚到了第一桶金。我从小就很机灵，看得出来爸爸和那个女人关系不正常，也明白爸爸是靠着那个女人，才不至于让自己家徒四壁。所以即便我心里向着妈妈，也仍会装傻充愣，睁一只眼闭一只眼。有一次，爸爸带着我和那个女人去海南出差。路上，他们搂着肩膀，就这样……"

她靠过来："我给你重复一下那个场景。"

她搂住我的肩，用力把我扳到她怀里。

"就这样，他们俩就这样搂着，靠在一起坐着。"

她放开我，回到刚才的位置上。

"回到家里后，我把这件事告诉妈妈，妈妈听了，就和爸爸大吵起来。那个女人怀了爸爸的孩子，后来被迫无奈就打掉了。"

她叹了一口气，觉得很惋惜。

"那个女人嫁的是富二代，但她自己的原生家庭条件很差，也是个苦命人。"

她停下来，若有所思。

看得出来，她并不讨厌那个女人，甚至在她眼中，那个女人要强于她母亲。她的母亲重男轻女，丈夫背叛了自己，她没有能力让丈夫回心转意，就把所有的怨气撒在女儿身上，认为是生了女孩才导致丈夫出轨。而那个女人，和她自己的丈夫生的却是个儿子。

京京和她母亲一样，认为那个女人是因为生了儿子，才被她爸爸宠爱。

"妈妈经常虐待我，就是——我站在那儿，她就拿个大板凳……"

她站起来，比画着举起沉重的东西，往前砸了一下。

"就这么往前一冲，把板凳砸过来，把我的手打肿了，肿得跟熊掌一样。"

她坐下来，好像手真的被砸肿了似的，轻轻地搓手背。

"我很疼，但我是一个什么样的人呢？我是一个善良到骨子里的人，亲情胜过一切。我可以不要自己的命，但我不能没有父母。"

她搓了一会儿，停下手来。

"我上高中时，家里条件好了些，妈妈就到工厂里管财务。其实说白了，她就是拿着鸡毛当令箭。"

她摊开两手说道："一个农村妇女——挑大粪的，会什么呢？她什么都不会！"

她轻蔑地说着，有些愤愤不平。

"爸爸请了那个会计……"就是她父亲的那个情人，"和妈妈一起管账，其实什么事都是那个会计在做，妈妈只是在那里耀武扬威，好像自己比那个女人能干似的。"

她扬了扬下巴。

"没办法，女人心嘛，都懂的。但她总是把怨气撒在我身上。"

她掀起衣服，露出身上的伤。

"你看，这些都是她打的。"

真是个可怜又可恨的女人，无能得只会拿孩子出气。

"可是，我能怎么办呢？她是我妈，没有妈妈，就没有我！"

她试图为母亲辩解，但受过虐待的身体仍保持着深刻的印记，这让她看上去很矛盾。

"后来，妈妈生了一对双胞胎弟弟，有了弟弟后，我以为她终于生了儿子，也和那个女人一样了，从此会对我好一点。可是，她对我的态度却比以前更加恶劣了：她三天两头打得我鼻青脸肿。我实在被逼无奈，就绞尽脑汁想办法来反击——我想在家里赢回一点地位。

"我同桌的爸爸是一位领导，我想：领导肯定有权力，若是我能靠着同桌，让她爸爸帮我家办点事，那我在家里肯定会被刮目相看。同桌成了我的救命稻草，我必须得牢牢地抓住她。这样想着，我就刻意去拍她的马屁，陪她玩，什么事都顺着她心意。哪怕她要我用头去撞墙，我也会毫不犹豫地用头去撞。"

她为自己的聪明机智感到十分自豪，可我却听得有些心酸。

一个幼小的孩子，在同龄人还在享受童真之乐时，却背负上沉重的枷锁，开始盘算着各种事情，试图利用同学来改变自己的命运。

但她一点也不觉得这些盘算有什么不好，因着她和领导的女儿是同桌这层关系，她家买到了一块三十亩的地皮，拿到土地后，她母亲就去贷款盖厂房。

"妈妈本身就不善于理财，贷了款后，只好拆东墙补西墙，利息越滚越多，债务也越欠越多。有人催债，一时还不上钱，妈妈就又把怒气撒到我身上。她冲着我大骂：你这个瘟神，都是因为你，才欠了那么多的债！"

她沮丧地低下头。

"好事，全都是她的；坏事，全都是我的。好，我认，因为那是我妈！"

她认命了，但认得十分不甘心。

她心里潜藏着巨大的不甘，总想通过非同寻常的手段来改变自己的处境。

她病了，与她有这样一位愚蠢固执却又自以为是的母亲不无关系。若是她能遇见一位仁慈有爱的母亲，也许她的人生境遇就和现在完全不一样了。但现在，她已经三十岁，原生家庭烙在她身上的伤痕，恐怕这辈子都很难消失。

她叹了口气，继续说："后来，实在不行，我就跟着林仪帆一起出国了。"

林仪帆就是她的那个同桌，那个领导家的女儿，娇生惯养出来的孩子，和她完全不一样。她们到了国外后，她事事都得像从前一样让着她，帮着她。

"每次在外面吃饭，都是我请客，哪怕我自己省吃俭用，也得省出钱来请林仪帆。"

从小被打到大的孩子，远在万里之外，心里也仍惦记着家里的事情。她越洋电话打回去，想听听亲人的声音，想问问家里的情况，但电话那头传来的不是问候，不是关怀，仍旧是指责和辱骂。

"每次，妈妈一接到我的电话，就骂我说：你这个白痴，怎么就不知道省点钱。"

她苍白的脸像被风霜掠过一般，眼眸蔫蔫地垂下。

"我决定脱离那个家,给自己自由。我开始思考结婚生子的事。要是移民住在国外,从此不再回来,我就不会再受家里的控制了。"

她悲伤地想到了逃避。

"你在外面学的是什么专业?"

"International trade。"

"国际贸易?"

"对,我慢慢跟你解释,"她断定自己的学历水平和能力都比我高一等,"我不嫌弃学历水平比我低的人。"

她用与自身能力和地位并不匹配的优越感补充道:"人都是平等的,我认为每个人都equal——都是一样的。包括外面那个老奶奶……"

她指的是对面病房里那个患抑郁症的老太太。

"她尿床,房间里有一股骚臭味,我也不嫌弃。我是善良到骨子里的人,而且特别有正能量。"

她透过门上的玻璃望着外面,继续说了一会儿那个老太太的情况。说起那个老太太的窘态,她情绪高涨,显得异常兴奋,有种碾压式的优越感。

等她终于说完了那个老太太,就又沮丧地垂下了头。

"有一天,我在多伦多的大街上溜达,接到家里的电话,说奶奶死了。那天下着大雨,我挂了电话,就在雨中漫无目的地走着。奶奶离世,我远在天边,没能看到她最后一眼,心里十分难过,就一边走一边哭。我不知道自己走了多久,也不知道自己哭了多久。直到回去时,我才发现天色已经很晚了,也发现自己已经淋透了。

"那天夜里,我病了,发着高烧躺在床上,一连躺了三天。我没有去看医生，也没有吃任何药，但三天过后，我的病就突然好了。那天的雨，像是专门为奶奶下的，也像是老天爷在提醒我，那天是奶奶的忌日。从此之后，每逢下雨，我都会觉得全身发冷，好像回到了奶奶离世的那天。"

她突然哽咽了，流出泪来。

"在那个家里，奶奶死不瞑目，老天都在为她哭泣！"

我料想，她奶奶可能有什么未了的心愿，便问：

"为什么呢？"

她没有回答，过了好久才说：

"家里人不给她看病。"

这个答案有点让我出乎意料。她爸爸开着工厂，她在留学，理应说，她的奶奶应该还有别的子女，给老人治病的钱，大家一起凑凑还是应该有的。但到底是什么原因让家人不给她看病呢？

京京擦了一下泪，接着说：

"奶奶生了八个孩子，爸爸是老小，伯伯家的儿子吸毒，又欠了赌债，债务全让姑妈的女儿还，姑妈也借了高利贷帮侄儿还债。我们这个家族，真是重男轻女到不可救药的地步了。太可怜了，你知道吗？"

她抬起头，哀其不幸地叹道：

"姑妈家的表姐到现在还关在牢里，高利贷是她签的字，但借来的钱全都给那位堂哥花了。"

我顺着她的目光望向门口：太阳西下，金色的光芒穿过玻璃，折射在金色的门把上。我看了一下表，已经到了下班时间。

她以为我要走，站起来求我："你再耐心听我说几分钟好不好？"

"我不走，"我说，"你坐下来继续讲。"

她半信半疑，站在我前面挡住门，直到我把手机装进口袋里，她才放下心来。

"那天我在唐人街避雨，进了一家店铺，店主是河南人，说那个店要转手，问我要不要，如果想要的话，他可以帮我。我觉得他可能是想当二房东赚差价，就故意装傻，将计就计。他把中介的电话给了我，有了中介电话，我还需要他干什么？于是我就直接把这个店给套到手了。"

她以为自己占了便宜，可实际上中介费、转让费一分都没少交。

"我在老乡群里认识了一位大哥，我们俩一眼就爱上了彼此。"

她激动地站起来。"很巧，他竟然还追过我爸爸喜欢过的那个女人。那个女人比我大十岁，大哥和她同年。"

"竟然这么巧？"

"是，后来我把认识大哥的事告诉妈妈，妈妈知道他，把他追过那个女人的事情告诉了我。我没想到这个世界上居然会有这么狗血的事。我孤身一人在国外闯荡，基本不会说英语，寸步难行，好不容易遇见一位相互倾心的大哥，却被妈妈告知，他曾经是爸爸情人的情人……我听到这个消息后就崩溃了，哭了好久，才渐渐平静下来。

"我和他第一次见面，是他喊我出去，想请我吃 brunch，brunch 就是早午餐……"

她怕我听不懂，就把那个英语单词解释了一遍，解释完毕后，又接着说了一大堆她和那个男人见面的过程，说得有些语无伦次，也有些逻辑错误，让人听得很费力，但我还是听明白了。

那个男人在多伦多经营连锁餐厅，资产数亿，很富有，很绅士，但很抠门，这话听上去有点矛盾，但用她讲的一个故事来说明，也许就能明白了。

那时候，她想移民，但移民有条件，必须得达到一定的资产才能办理，她没有那么多钱，只能靠爸爸。爸爸来到多伦多，恰好那个男人正在追求她，就邀请她和爸爸到他经营的餐厅去吃饭。结账时，他抢着付了钱，但实际上，那顿饭只是两碗炒面，她和爸爸谁都没吃饱。

"吃完饭后，我回到家里，已是夜里十点钟。正当我准备睡觉时，收到了他的消息，他说想让我到他那里一趟，他想请我喝奶茶。一个男人，一个女孩，孤男寡女夜里去见面，怎么可能会……我不是那种人！"

她骄傲地说："大哥是很有钱，也很低调，但低调过了头，就显得有点抠门。他除了那次请我和爸爸吃过一次炒面外，再没为我花过任何钱。后来，我开了服装店，他到我的店里来找我。我说，哥哥你走吧，我们不是同一个世界里的人。"

她有点伤感。

"其实，我知道前世他就是我老公，国外比较相信通灵，可能你不太信。"

她靠上来，把头靠在我肩上。

"那天，我们就这样靠在一起……"

我觉得有点不自在，但还是配合了她。

"我尽可能给你还原当时的那种浪漫，我就这样靠在他的肩膀上。"

她靠了一会儿后，把头移开了。

"我就这样靠了一会儿，其他的任何事，我都没有做，但是回国之后……"

她情绪亢奋起来。"我跟这个相亲、跟那个相亲，今天见这样的男人，明天又见那样的男人。他们没有一个是我中意的，我的心已经锁死了，心里只有多伦多的那位哥哥。"

她悲痛欲绝，无能为力。

她办理移民的事情因为家里负债，也被搁置下来。学业结束后，她回了国，亲戚朋友就开始忙着为她介绍对象，但她全不领情。

"为了钱，为了名利，他们都希望我嫁个有钱人或者有权势的人，但我不想，我希望自由，我心里只有那位远在他乡的林哥哥。"

她的痴情令人感动，可终究还是错付了。

"他们都骂我，说我有病。"

"那林哥哥呢？"

"他也说我是神经病！"

那个男人根本不承认喜欢过她，也不承认他们曾经肩靠过肩。

她悲伤地望着窗外，太阳从远处的高楼上落下去了，房间里渐渐暗下来。我挪了个位置，坐到床对面的陪护椅上。

"这就是我来这里住院的原因，因为我不想嫁给不喜欢的人。"

她回国后，在培训中心找了份英语老师的工作，但这并不是她的理想。她想要的远比这些要宏大：挣大笔的钱，替母亲还贷；做闪耀的人，受万众瞩目。

她在网上认识了一群人——娱乐圈里的。原本，她并不具备进入娱乐圈的任何条件,也没想过要进这个圈子,可是有一天,有个人跟她说:"我是导演,只要你愿意适当付出,我就可以把你捧成女主角。"

她信以为真,以为傍上他,就可以改运换命,于是就违心地和他走到了一起。

那个男人又矮又瘦,秃顶黑牙,五官扭在一起,看着就让人心生厌恶,但为了实现自己的目的,她什么代价都愿意付出。

那个男人变着法子压榨她的身体。

"他让我做的那些事,我想起来都要吐。"

她眼里流露出厌恶的光。"为了爱情,我一直保持着贞操,可是,那个肮脏淫乱的男人,使出各种下流龌龊的手段,让我屈从于他,做各种肮脏的事情……"

她付出了一切,可又是一次错付。

那个男人的承诺,不过是一场拙劣的骗局,她出卖自己,却别无所获。

若是没那么急功近利,也许就能一眼识破这是骗局,可是,她太想改命,就被鸟屎糊住了眼睛。直到有一天,她被骗得血本无归——堕了胎,然后被抛弃,她才恍然回过神来。

"其实,我想报警……"

说到这里,她突然警觉起来:"你该不会是他派来监视我的吧?"

她开始怀疑起我的身份来。

当一个人处在紧张状态时,可能会出现某种牵连观念。这种观念表现为将无关的外界现象解释为与自己有关的事件,而且往往是恶意的:看到有人嘀咕,就会感觉他们在说自己的坏话;看到有人偷偷地笑，就会认为是在笑自己。

我说："是你把我从活动室里喊到这里来的，我怎么可能是他派来的？"

她并不相信，站起来扯我的胸牌："我看一下你的名字。"

我戴的是实习医师的胸牌，没有照片，也没名字，她看不出什么来，就松手了。

我说："我叫鲁米那，先前在活动室时已经告诉过你了，我和舒博士一个组，每天早上都来看你的。"

她的思维变得凌乱起来，半信半疑。

"因为他这个人能力太强了，所以我很害怕。"

她有点发抖。

"病房里的医生和护士，也是那个男人派来专门针对我的。"

她把那个男人想得太强大了，觉得自己受到了跟踪，怕遭人暗算，因而处在恐惧中，变得谨慎和防备起来。但这种信念并不坚定，她对此并非深信不疑，也并非无法被说服。

"医生和护士都听他指派，你认为他的能力真有那么强大吗？"

"好像没有。"她放松了一些。

不知道为什么，她的话题又转移到了她母亲身上。

"她就是一个农村挑大粪的，不会管财务，就知道拆东墙补西墙。她宁愿把钱拿去贴补我那个吸毒的堂哥，也不会给我，因为她骨子里就看不起女孩子。"

她的眼眶湿润了。

她的情绪很不稳定，刚才还处在亢奋和紧张中，这会儿就突然变得很低落，说着话便默默流起泪来。

她被那个男人诱骗堕胎之后,感染了盆腔炎,吃了好长一段时间的抗生素,躯体还没完全康复,精神上又出了问题。

住院前几天,她整天在家吵吵闹闹,吵得家人无法安静,就被父亲强制送到了精神科。

刮宫的伤痛她能忍受,但她怕感染艾滋病,怕以后不能生孩子。她压抑着这些秘密,想问医生,但每次看到舒博士,觉得他年轻又帅气,就没有了勇气。

"你是女医生,也是过来人,我想问你:我的检查结果出来了没有,我有没有感染艾滋病,以后还能不能生孩子?"

住院后,她已经做了两次电休克,在进行电休克治疗前,得排除传染病,艾滋病也在排除范围内。

我说:"目前,你的各项检查指标全都在正常范围内。各种传染病的检查也都做过了。若是有问题,是不能做电休克治疗的,但现在你已经做过了两次。"

她点点头,放心了很多。

"那我什么时候可以回家?"

她入院才一周多,过年前肯定回不去。

"那得和你爸爸商量。"

她有些不高兴,想和我争辩。我知道,再聊下去,她可能会翻脸。

于是,我站起来望着外面发红的天空,说:

"你看,太阳早已下山了,房间里已经这么暗,我们还是去活动室吧。"

她心里的委屈倾诉了,疑虑打消了,于是爽快地答应了。

活动室已经变得昏暗，大多数病人都已吃过晚餐。她的几个朋友看到她回来，就都围过来问话。

我看到她融入同伴中，就默默离开了。

当我关上门走到活动室外的开水间时，她突然追过来，隔着窗户喊："你能再帮我一个忙吗？"

"什么忙？"我转过身来，透过玻璃窗户望着她。

她把窗户拉开一道缝。

"今天我爸爸给我带来了一箱橘子，你能给我拿一个橘子过来吗？橘子就在你们医生办公室。"

"好。"

我回到医生办公室找了一圈，并没有找到她说的那箱橘子，就把自己的一个橙子拿给她。

"谢谢，你人真好，我会永远记住你的。"她隔着窗户，大声喊。

春节过后，我休完假回到科里时，她已经出院了。听我的带教老师说，她做了几次电休克后，情绪不稳的症状就明显改善了，过节期间，她爸爸就把她接走了。

14 农村孩子到城市

我总是希望世间的一切都公平公正，总是天不怕地不怕，觉得在这个世界上，人人都应该是平等的，即便有贫富差距，也不应该有贵贱之分。的确，我曾经那么向往过，也那么坚信过，但残酷的现实给了我一记响亮的耳光，啪的一声打在我脸上，明确告诉我：公平只是一种理想，在这个世界上，人与人之间的差距永远是存在的，无论是出身、地位、财富，还是智力……

这是夏天一个沉闷的午后，舒天跟我说过的一段话。

他是我访谈过的第二个孩子，那时，我们正坐在儿童病区的心理治疗室里。我望着他十四岁尚有些婴儿肥的脸，听着他正处在变声期的声音，觉得无比感慨。

大概是我离自己的十四岁太遥远了，我已不记得那时候我在想什么，只记得我和伙伴们经常自由地奔跑。

可眼前的这个孩子和我那时候完全不一样，他在十四岁的年纪，已经在思考我二十四岁时才开始思考的问题。他跟我谈社会，谈人生，谈未来，直到现在，这些议题我仍觉得深刻得摸不着头脑，可他却用自己独特的见解跟我剖析生活的真相。他在本该无忧无虑的年龄，过早地陷入了思考的深渊，从而变得郁郁寡欢。

他患了抑郁症，从垂死的边缘被抢救过来，如今已经在这里住院治疗了一个月。现在，他终于变得情绪稳定，行为协调，不再筹划如何寻死了。

他跟我说起那些过往的创伤，那些曾经的不甘、沮丧、失望和崩溃，足以让每个经历过的人都遍体鳞伤。但那天，他跟我叙述的时候，内心已经波澜不惊了。

我们从活动室里出来，走在海蓝色的皮革地面上，穿过长长的过道往心理治疗室走去，我们一边走，一边聊。

心理治疗室在走廊的尽头，门常年关着，我们进去后，坐到了窗户旁边的位置上。

风从窗户缝里吹进来，汽车的噪声也传进来，我们说话的声音受到了干扰，我就起身去关窗户。

舒天抱着日记本，紧紧捂在胸前。我关完窗户回到座位上，发现他还是进来时的那个姿势，就说："你把本子放下吧，一直这样抱着，会有点累。"

他有些难为情，想放下，但又忐忑不安地望着我。

我知道他在想什么，便说："你放心，没有你的允许，我绝不会看你的日记。"

他动了动嘴唇，想跟我解释点什么，但又什么都没说，就把日记本放到了桌子上。

我说:"没事,我明白。"

他笑了,笑得有些尴尬。

"你住在这里几天了?"我换了个话题问。

"今天是第三十一天,"他把手放到了桌子上,"从进来的第一天起,我就开始记日记,现在已经记到了第三十一天,一天都没落下。"

"那很了不起。"

"这不算什么,住在这里,不能看手机,不能上网,也不能和外界交流,所以我就决定写日记,把这里的一切全都记录下来。"

"很好,你做得很棒。"

"我也觉得很有意义。"

"是。"

"我的管床医生说,我现在的情况已经很好了,可以出院。本来说好今天我的家人会来接我,但爸爸临时有事来不了,所以要拖延到后天才出院。"

"那也很快,你大概是什么时候生病的?"

"让我想一下……"

他低下头,望着桌子,沉思了片刻。

"我是农村人,"他抬起头来,缓缓地说,"来这里之前,发生了很多事,可能很早以前我就生病了……"

他没有直接回答我的问题,而是说起自己生病的过程来。他声音低沉,语速平缓,思维清晰,完全不像一个病人,也不像一个孩子,而是像个饱经沧桑的大人。他带着固有的忧郁的神情,诉说起他那坎坷不平的人生经历来。

他家在乡下，在偏远的太行山区。那里的人们像是生活在石头缝里，种地的农民几乎全是文盲，上过学的年轻人大都背井离乡。留守的儿童需要上学，但濒临关闭的学校很难招到老师，于是招聘门槛一降再降，才终于吸引来几个去城市里当过保安的初中生。

保安返乡后，摇身一变当起了老师，他们既教语文，又教数学，还教体育、科学和思想品德。他们拼尽所能，将自己毕生所学全都教给学生，但考试成绩让所有的人大失所望。所以无论是学生还是老师，都得不到彼此的尊重和认可，家长也对他们满腹牢骚。

"两个保安教我们五个科目，他们和城里的老师比，简直差了十万八千里。"

舒天掩饰不住鄙夷的神情，直接称呼自己的老师为保安。"他们自己也只读到初中，这样的人来教我们，怎么可能教得好！我们班里的同学，没有一个人能考到六十分……"

他说到这里时，我想起了自己的童年。

小学那会儿，我的老师也全是本地聘请来的民办老师。我的语文老师兼班主任也是一位初中生，他教我们时还不足十八岁，但他是个活跃有趣的年轻人，成天和学生们打成一片。他要求我们每天写完日记后交上去，然后由他来写批语。他的批语都是大段大段的，有时候甚者比我写的日记还要长。与其说那是批语，还不如说那是他和大家进行心灵交流的方式。我们都十分喜欢他。每天，日记本发下来，大家就会迫不及待地躲起来，偷偷看他给自己写了些什么。在我的记忆中，他是我最好的老师之一，他对我的影响很深。后来，我上初中、高中、大学，遇到过好多老师，他们有的是硕士、博士，甚至是院士，但从来没有人能替代那位老师在我心目中的位置。

我想起我的那位小学老师，想对舒天说些什么，可是，却不知道说什么才好。舒天所处的时代已经和我那时候完全不一样，我不能简单地将他的小学老师和我的小学老师放到一块儿去比较，也不能放到一块儿去评价。所以，我顿了顿，还是什么都没说。

舒天坐得笔直，继续不紧不慢地往下说：

"我成绩不好，爸爸经常批评我。堂哥堂姐在城里上学，成绩非常优秀，每逢过年回家，大人们就会拿着孩子的成绩做比较。我比他们差太多，他们就谁都看不起我。爸爸觉得我给他丢了脸，就敲着我的脑袋说：你看看人家，再看看你自己！"

冷嘲热讽的语言，噼里啪啦的就像子弹，他爸爸有时发完火后会摔手机。有一次，他实在被爸爸骂急了，就和爸爸顶嘴，但顶完嘴的后果，就是被赶出了家门。妈妈对他，也和爸爸一个样。他们不是骂他，就是打他，震耳欲聋的吼叫声常常惊动邻居。有次邻居听到争吵声后跑过来劝架，爸爸就当着外人的面，指着他的鼻子吼得更厉害：

"你脑袋里装的是猪脑浆吗，为什么每次都只考这么少的分？"

他辩解道："别人比这考得更不好，我还是班里的前五名。"

爸爸更气了。"就这样的分数，你还有脸说！"他爸爸把试卷撕碎了揉成一个团，扔到他脸上，"你不好好学习，以后就去捡垃圾。不要指望长大了，我还会养着你。"

他垂头丧气地站在那里，想找个地洞钻进去。爸爸看他不说话，就揪着他的领子，把他推到墙角里。

"在这个世界上，任何人都可能会抛弃你，包括你的爸爸和妈妈！"

他听到自己要被抛弃，就怀着极大的恐惧去反抗："别人家的孩子成绩好，那是因为在城里读书，你嫌我不好，为什么不把我也转到城里去……"

"啪——"他话还没说完，脸上就挨了狠狠一巴掌。他疼得眼冒金星，打了个趔趄，跟跟跄跄后退几步，差点跌倒。邻居赶快过来扶住他，可是，爸爸已经气红了眼。

爸爸是上门女婿，没什么文化，在工地上当建筑工人，妈妈也没上过几年学，作为家庭主妇，在家里带孩子。

他跟妈妈姓，弟弟跟爸爸姓。在他出生三个月时，外婆就去世了；四岁时，外公也走了。他家有个亲戚在石江城，半年前，他爸爸投奔亲戚来到了这座城市。

"那你现在也住在这里？"

"不，我出院后还是要回老家去，爸爸只是跟着亲戚住在工地上。"

"那你以后有什么打算？"

"回去后，我还是会上学，二姨可能也会带我到当地的医院去看病。大姨二姨都生活在我们那边的城市里，她们都过得很好，只有妈妈一个人留在乡下的外公家里。"

"你生病之前，性格怎么样？"

"五年级之前，我是一个非常活泼开朗的孩子，但到了五年级，就像突然变了一个人，每天活在压抑中，再也笑不出来。"

"发生了什么事，为什么突然会改变？"

"也不算突然改变。有一次，我考砸了，妈妈就用脚踹我。那天，锅上正在炖小米粥，她就在灶台旁一边打我，一边问我为什么考这么差。我说，成绩不好，也不能全怪我，班里同学都这样。可是，她听我这样说，反而打得更厉害。"

那时候，他们换了老师，教他们的都是来实习的大学生。临近期末考试，那些实习生都回自己的学校复习去了，留下这些小学生无人教导。他们只能凭借自觉去复习，期末考试的成绩自然不理想。

他被妈妈一顿拳打脚踢，疼得躺在地上痛哭流涕。他没有去反抗，妈妈打多久，他就躺在地上哭多久。妈妈的火气总是消不下去，打打歇歇，直到过了好长时间，她突然闻到一股焦煳味，才赶快停下来。

"妈妈放下我，冲过去掀开锅盖说：哎呀，小米粥煳了！她把锅盖扔到地上，把那锅煳了的小米粥也端起来，使劲摔到了地上。"

他那次挨打，是小学二年级。

"那时，妈妈挺着大肚子，弟弟还没有出生。爸爸外出打工不在家，家里的一切事情都是妈妈一个人做。她脾气很不好，动不动就发火，我常常被她吼得心惊肉跳。我觉得她好像生病了，但她说，那都是被我气的。"

"听上去很难过。"

"是的。"他微微低下了头，声音依旧很平静。

他的遭遇，我感同身受。

在教育资源匮乏的偏远山区，孩子们的经历大都是相似的。

低分是家常便饭，挨打也是家常便饭。在贫穷的家庭，没有受过什么教育的父母除了把孩子送到学校，给孩子填饱肚子外，其他的什么都没为孩子做，但可以理直气壮地跟孩子要好成绩，如果孩子分数不高，就可能遭受一顿棍棒。

我小时候，孩子们的经历大都如此。不过那时候，我们都是好了伤疤忘了疼。

有一次，他和妈妈去逛集市，回家的路上两人吵了起来，妈妈就把他独自扔在了马路上。

"我望着妈妈骑车远去的背影，觉得十分悲伤，就转身向后面的河边走去。"

他垂头丧气地走了好久，快到河边时，却突然听到妈妈在身后吼道："你为什么不往家里走？"他回过头，看到妈妈骑车返了回来。

"那天，是我第一次想到了死，我是打算去跳河的。"

"那天具体发生了什么事？"

"那年夏天非常热，那天午后……"

他侧过头，望着斜下方的空气，陷入了久远的回忆。

那天下午，他陪妈妈去逛街，到了商场后，妈妈开始选衣服。她试了一件又一件，换了一家又一家商店，挑遍了整条街，似乎都挑不到一件满意的。妈妈走到哪里，他就跟到哪里，他热得汗流浃背，几乎都要晕了。这时，他看到有个小朋友吃着雪糕从旁边走过去，就和妈妈说："妈妈，我也想吃雪糕。"

妈妈没有抬头，训斥他说："雪糕有什么好吃的！"

他太热了，就和妈妈说："那要不，我们就走吧。"

妈妈没有看他，继续在那里试衣服："急什么，像个催命鬼似的！"

接下来，妈妈又试了好几家，终于，她挑了一件粉色的裙子后，满意地结账了。

回家的路上，他坐在妈妈的摩托车后面，觉得很委屈，就抱怨说："这么热的天气，你不停地给自己买买买，却什么都不给我买。"

妈妈听到他这么说，就停下车子骂他："滚下来！"

"她把我赶下来后，就骑着车一个人走了。"

"很难过。"

"是，她把我扔在那里，前不着村，后不着店，一个人影也看不见。我以为她不要我了，就沿着相反的方向往河边走去。"

"你觉得很难过。"

"是，但我不单单是为这件事难过，难过的事太多了⋯⋯"

他觉得自己变了，变得忧心忡忡、郁郁寡欢。他不知道具体是从什么时候开始，渐渐变得心情低落，不想说话。有时候，他会突然觉得胸中升起一阵怒火，想要发泄，却发泄不出来。

他很明确地感受到自己不再是从前那个开心快乐的人了，可是身边的人却没有觉察出来。爸爸妈妈还是一如既往地打他，骂他，忽视他。

有年冬天，天气特别冷，他们去爷爷家过节，家长们聚在一起，又开始攀比孩子们的成绩。他落了下风，爸爸觉得丢脸，就拽着他的领子往外扔，因为动静太大，叔叔伯伯都过来劝，但还是没能挡住。他被爸爸揪着领子扔到了寒冷的门外面，冻得瑟瑟发抖，十分委屈。虽然他比不上在城里上学的堂哥和堂姐，但在自己班里，他一直是前五名，可是他的努力，爸爸妈妈永远都看不见。

悲伤的事情真是太多了，挨打受骂只是其中的一部分。父母吵架要离婚，妈妈哭着问他："离婚之后，你愿意跟着谁？"

他不知道父母离婚后，日子会变成什么样，已知的苦难并不可怕，未知的才更让人恐惧。他感到十分惊慌，但还是强装镇定地说："我跟着你。"

妈妈听了很感动，可转身还是对他说："你跟着爸爸的话，日子会过得好一点。"

他开始变得战战兢兢，每天提心吊胆，总觉得有什么天大的事情要发生。他忍受着父母的殴打和辱骂，担心着他们的婚姻，像只惊弓之鸟，成天陷在紧张和恐惧的情绪中。

六年级，他转学了。

他终于离开乡下，去了县城。他转到一所民办学校去读书，那所学校里，同学们的成绩比他乡下同学的好太多。

"我拼命地学习，全年级共有三百五十六人，我考到了第四十四名。"

"那很了不起。"

"但好景不长，那所学校倒闭了，我又被迫转学到另一所民办学校里。"

他到了那所新学校后，比之前更加刻苦了，常常学习到凌晨一点钟。中午，别的同学休息时，他也在看书，他把所有的时间都花在了学习上。付出的努力终于有了回报，成绩最好的时候，他考到了全年级第九名。

他就读的班级是学校里的实验班，班里全是尖子生，只有前十名的学生才能评上三好学生，并且拿到一个特殊的小本子。他十分渴望拿到那个小本子，但拼尽全力，却只拿到过一次。

"我们班里有一个同学，爱调皮捣蛋，上课也不认真听讲，但他的成绩就是比我好，总是排在我前面。我觉得很郁闷，也很不甘心。"

"既生瑜，何生亮！"

"对，就是这种感觉。"

别人花一个早自习就能背会的内容，他得花两个自习。他觉得成绩在他前面的所有人，都没有人像他那样努力。

"我每天都在熬夜，时刻都在拼命，可还是考不过那些调皮玩乐的人。"他觉得很沮丧。

新冠疫情来了，学生们被困在家里，开始上网课。他学会了上网，也学会了网上聊天，他在网上结交了一位知己。

生活中的一切都是那么不尽如人意，唯一让他觉得温暖的是，在网上，他有了一个知心朋友。他们相隔天涯，从来没有见过面，却时常互诉衷肠，彼此关怀，相互安慰。

他们还成了"生死之交"：她要跳楼，临跳前，听了他的劝告，回头不跳了；他用刀片划胳膊自残，她劝说，他就不划了。可是突然有一天，妈妈发现他在网上聊天，就抢走手机，把他的那个网友删掉了。

他觉得很悲伤，成绩一下子从第九名掉到了第十四名，他觉得自己变成了一个废物。唯一的心理寄托也被妈妈粗暴地删除了，成绩再也不如从前，他像丢了魂似的，觉得失去了一切，变得生无可恋。

他哭了，哭得十分悲伤。他决定离开这个世界。

"我做了周密的计划，到不同的药店，分次买来一百零八片晕车药。在一个月黑风高的夜晚，凌晨一点钟，我吃了那些药。洗胃只能在最初三个小时，天亮之后，洗胃也于事无补了，我抱着必死的决心，算好时间，在凌晨一点钟吃了药。我怕吃错了会吐，就在旁边准备了一个垃圾桶，并写了一张纸条，说这是我的主观意愿，不要乱猜。"

他跟我说这段寻死的过程时，语气很平静，像是在谈论梦中的事。

我望着他眼镜片上反射着的淡绿色的光，仿佛看到了那个晚上。

一个绝望的少年心灰意冷地吞下致命的药，悲伤地躺在床上，直挺挺地等待死亡的降临。

"第二天早上，我的一个同学来找我玩，妈妈说我在房间，同学进来后没有看到我，就出去说我不在。妈妈进屋，这才看到我躺在地上，床上放着空药瓶和纸条。"

他不急不缓地讲着，一字一句，就像秋天的残叶翩翩落下。

"我一直昏迷着，不知过了多久，醒来时发现自己躺在ICU（重症监护病房）的床上。这时，一位男护士过来对我说：要珍惜生命，以后别这样了。这是我睁开眼睛后，看到的第一个和我说话的人。他是一位男护士，说话的声音很轻柔，我从来没有遇到过对我那么和善的人。那一刻，我心里感到一阵温暖，就流下了眼泪。"

说到这里，他的眼眶发红了。他摘下眼镜，用纸巾擦了擦镜片，然后又戴上。

"我看到自己身上插着很多管子，旁边摆着一大堆仪器，才知道自己正在做血液透析。我在 ICU 住了三天，醒了又昏，昏了又醒。我万万没想到计划这么周密，居然还是出错了。我没有想到除了洗胃，还要做血液透析。"

他停下来，沉默了。

我听得有些压抑，心情不免沉重起来，抬头望了一眼房顶，看到一块一块地连在一起的集成板，似乎越来越重地压到了我的头上。我想：一定是活着太痛苦了，才会使一个少年对死抱有如此大的决心。

我望着他，不知道说什么好。

舒天低下头，举起手腕，寻找当时扎过针的地方。"血液透析要用穿刺针。"

他转动了一下手臂，我看到他的前臂上有一个铜钱大的疤。

"这是？"

"这个不是，"他用食指抠了一下，"这是被虫子咬过后留下的疤。"

他把手放到桌子上，掌心向上，终于摸到了桡动脉。

"是这儿。他们扎在我这儿，扎了两次都没扎中，疼得我大叫，他们就换了地方，去扎我的大腿，在大腿上扎了一次，就扎中了。"

他被医生从死神的手里抢救回来后，父母对他的态度就转变了。

"你恨过他们吗？"

"曾经，我十分恨他们；但现在，我全都不恨了。"

他自杀的念头并不是一时冲动，而是经过了深思熟虑，那次的行动便是他准备了几个月的结果。他自杀的选择,并不是因为某一件单独的事情,直到现在,他也不太清楚到底是因为什么。或许,原因千头万绪,但最终摧垮他的,却是不尽如人意的成绩。

"其实客观地说,你仍旧是好学生。"

他没有说话,应该是不认同。

我继续说:"你的名次仍旧在前面,要是全年级第十四名都是废物的话,那后面的人,他们怎么办?"

"后面的人,他们——摆烂!"

"你觉得一定要在最顶尖,才不算是废物吗?"

"在这之前,我接受不了自己平凡。"

"那现在能接受吗?"

"现在,我已经摆烂了。"

"摆烂,是不是也可以理解为:接受了自己?"

"我累了。"

"以后还会去自杀吗?"

他没有说话,低头沉思,过了片刻,回答说:

"其实,摆烂只是因为我累了,不知道休息一段时间后,会不会有所改变。"

"也许,当你放慢脚步的时候,你会发现,只要不停歇,最终都会到达目的地。"

"有可能,欲速则不达。"

"对。你想知道我是怎么看的吗?"

"嗯。"他点了点头。

我调整了一下座位和姿势,直了直腰板,郑重、严肃并且一字一句地说："我觉得你是一个了不起的人！"说完这句话，我停下来望着他。

他有些诧异，看上去难以置信。

我不是一个很有经验的心理治疗师，但他的内心活动，我能感同身受。

我知道，他从来没有被人肯定过，也从来没有被人表扬过，所以当他突然听到有人夸他时，会条件反射般地认为"这不是真的"。

他给自己设定了很高的目标，并且努力去实现。尽管他在学校里可以算得上优秀，但长久的贬低、辱骂和暴力，已经让他潜移默化地认为自己就是父母口中的那种人，从而看不到自己的任何价值和优点。

他以为那些调皮捣蛋的孩子，一直都没有付出过什么。可是他忘了，他是从封闭偏远的乡村小学里出来的，他的教育环境从一开始就和那些城里的孩子不在同一条起跑线上。这不是他的错，而是环境造成的。

一个人被击垮的自尊要重新拾起来，有时候需要从外部找原因。我得让他明白，站在起跑线后面的人要赶上前面的人，本身就十分不易。他没有跑到最前面，并不是因为他不行，而是因为他最初的位置太靠后了。

我望着他疑惑的表情，开始表达我的见解：

"你从小生活在条件艰苦的家庭里，成长在教育资源匮乏的学校里，虽然班里的同学成绩都不太好，但你在自己的圈子里，仍旧是优异者。后来你来到城里，考到了全年级第九名，这种突飞猛进的跃升，是大多数孩子都很难做到的，但你做到了，所以你很了不起。"

他聚精会神地听着，自卑和羞愧感开始微微动摇，眼睛里渐渐有了光。

我用手指在桌子上画了两条线。"客观地说，不管是在家里，还是在学校，你所处的起跑线都比较靠后。公平的竞赛，应该是大家都站在同一条起跑线上，但是他们站在前面的时候，你却是站在后面这条线上的。"

"嗯。"他望着我指在桌子上的那条看不见的线，微微点了点头。

摧毁一个人的信心很容易，但重树自信，需要智慧、耐心和时间。

我帮他列出一串清单，让他自己去发现自己的强项和优点，并去体验那些不能用言语表达出来的内心情感。

我说："从一开始，你就站在后面，但你没有放弃，也没有摆烂，而是奋起直追。虽然你现在还没有跑到最前面，但如果你能跳出这个圈观察一下，就会发现：哪怕一开始就站在你前面的那些人只是在慢悠悠地走着，你要从后面追上去，也得需要时间。"

"嗯。"他抿着嘴唇，点了点头。

我继续说："你不但没有掉队，还赶上和超越了大多数人。从整体看，你已经跑到了前面，这个事实你认可吗？"

"认可。"

"那好，如果这个人不是你，而是别人，你会怎么看？"

"我会觉得他很厉害，很让人敬佩。"

"是，这个很厉害、很让人敬佩的人，不是别人，而正是你。"

他盯着桌子，若有所思。

我知道，他已经开始试着正面评价自己，但还没有足够的力量推翻那些根深蒂固的偏见，他需要有人从外部进一步给他信心，现在，我就是那个可以给他外部力量的人。

"你回头望望，若这个人是别人，你会不会觉得他优秀？"

"会，"他笑了，终于认识到了自己的价值，但还是不够坚信，"那些成绩，都是我拿命拼来的，累得差点猝死。"

人们常常觉得靠天赋得来的成绩，比靠努力得来的成绩更荣耀，总以为别人的成就轻而易举。但实际上，没有哪个人的成功是轻而易举获得的，每个站在最高处的人都曾非常努力，我们应该承认，"努力"本身就是一种难能可贵的品质。

人们都希望自己是站在顶峰的那个人，家长也都希望自己的孩子是分数最高的那个人。可是，从一开始就站在顶峰，真的好吗？最顶峰的那个人，真的会像我们想象中的那样，一直感到荣耀和幸福吗？

我用手指在桌子上画了一座山，指着半山腰说："现在，我们在这儿，正在努力地往上爬，只要不停止……"

"只要不停止，哪怕是珠穆朗玛峰，迟早也能爬上去。"

"对，但如果一直站在最顶峰，那会怎么样？"

"风雨一来，就会跌下去。"

"是。人生是个漫长的过程，如果从一开始就站在最顶上，那风雨来了，我们能坚持多久？"

"嗯，最顶峰，万众瞩目，需要承受更多的压力，没有人能一直站在那里。"

"是。人的一生，谁都不会永远待在最顶峰，过早地爬到最高处，往后的数十年，迟早有一天会走下坡路，那时候我们该怎么办？你已经走过了一次鬼门关，现在回过头，你会怎么看？"

"不值得，我觉得有些后悔。"

"为什么？"

"上幼儿园的时候，我的成绩特别好，老师和父母都很高看我，这让我以为往后我一直都会是这样。但上了小学后，我的成绩明显掉下来，父母和老师的态度也发生了一百八十度大转弯，这让我十分难受。这次，我重新活过来后，觉得有些事情要是看得太重，可能就是一场灾难。"

"所以，只要活着，就算再难的事，都有可能解决。但如果连生命都失去了，那就什么都没有了。"

"是。"他低下头，陷入了沉思。

我让他承诺，以后无论发生什么事，都不要再做自杀的事。他答应了，他写了一个电影剧本，说想把那个剧本再翻写成小说。

"以前，我的心理寄托是网友，但自从妈妈删了后，我再无处诉说，就开始每天写日记、写剧本、写小说。"

在心理治疗中，有一种技术叫"表达性艺术疗法"，常见的形式有绘画、戏剧、音乐、舞蹈、心理沙盘、写作、园艺等。这种治疗方式，适用于大多数人。

我告诉舒天，写作也是一种心理治疗的方式："将你的兴趣爱好坚持下去，也许在这个过程中，你会发现一个全新的自己，并且因此而变得伟大。"

"真的吗？"他的眼睛里闪起希望的光。

"万事皆有可能，有很多伟大的艺术家，曾经也都是病人。"

他兴奋地说:"最近,我在看《云边有个小卖部》,我喜欢里面的刘十三。"

"艺术形象,有时候会成为读者的榜样。"

"对,我还喜欢刘慈欣,我想做科幻小说家。"

"你可以写科幻小说,也可以成为像他那样的人。"

他受了鼓舞,激动地搓着双手:"我想把自己的经历写下来,写成小说,然后再改编成剧本。"

"好,我们做个约定。"

他站起来,和我拉了一下钩儿。

我们谈了很久,他很愉快。

谈话快要结束时,我问:"你对这次谈话感到满意吗?"

他点点头说:"满意,十分满意。"

"那你觉得作为一名心理医生,我还需要在哪方面提高或者改进吗?"

"没有,没有了,"他沉思了片刻后,抬起头望着我说,"你不需要改进,我觉得就这样最好:我说话的时候,你听着,很认真地听着,就这样……十分好!"

他给了我一个满意的评价,让我很欣慰。他让我在针对孩子的心理治疗中,又多了一次宝贵的经验。

他是个有思想、积极进取的孩子,我很感谢他。

两天之后,他出院了。

舒天出院那天,离我在精神科培训结束只剩整整三十天。

接下来的日子,我每天都会看很多孩子的住院病案,也会去活动室里寻找匹配的孩子,约他们谈话。

我常常站在开水间那个通向活动室的窗户前，观察吵吵闹闹的孩子们。我总会想起舒天坐在靠墙的那张桌子上低头写日记的情景，也会想起他跟我说过的那些话。我似乎仍能清晰地听到他用沙哑的声音，诉说那些愤怒、屈辱和不甘的往事。

　　舒天才十四岁，我在想：那些发生在他身上的贬低式教育，在我身边也比比皆是——专横、愤怒、控制、打压。"强者"总是通过贬低和指责来教育别人，用道德绑架来控制他人；"弱者"总是不被尊重和认可。最后，这种"教育"的结果总是事与愿违。

　　舒天出院了，回家了。若是他这次回去后，父母对他的教育态度能有所改变，可以用心平气和、实事求是的方式去指导，也许他往后的人生就会和过去完全不同。

后　记

写作这本书，我花费了两年半的时间。

从最初我去精神科转岗培训学习，到结业后回归社区，已过去整整两年半。两年半的时间说长也长，说短也短。培训期间，我学习理论课、管理病人、书写病案、参与查房和病例讨论，积累了丰富的精神疾病诊疗经验。最终，我将这些病案整理出来，并联系出版。

我觉得自己很幸运，能通过学习让自己成长，并参与到热爱的事业中去。我对自己能在结业考核中取得良好成绩而感到骄傲。结业典礼那天，我作为本届优秀学员代表上台发言，真是百感交集。

在精神科这个专业领域，我是一个新来者，面对台下众多深耕多年的专家、教授，我战战兢兢地读出了我的宣言：我希望能在不久的将来，在自己的平台上，交出一份合格的答卷。

我想，本书的出版是我交出的第一份答卷。

我回到社区医院后，在日常的全科诊疗中，发现高血压、糖尿病、脑梗死、慢性阻塞性肺疾病等常见病的患者，常常伴有焦虑、抑郁等症状，甚至有人还有自杀念头和倾向。这些病人大多是老年人，一辈子都没有听说过"焦虑症"或者"抑郁症"这些词。他们这里痒、那里疼，常常失眠，唉声叹气，觉得度日如年或者生不如死。他们不知道自己到底发生了什么，但实际上，他们已经患上了焦虑症或者抑郁症。

以前，社区医院里基本没有精神科或者心理科医生，全科医生通常很难识别出慢性病病人的精神心理问题，这让广大的社区居民很难获得精神心理健康方面的保障和维护。好在，我们的主管部门已经看到了这一点，并为之做出了努力。我所在的地区，已经分批组织全科医生参加精神科转岗培训，且进行到了第五届。所以现在，这里几乎每家社区医院都有了具备处方资格的精神科医生。

在去培训之前，我知道回到社区后开展精神科工作会异常艰难。人们对精神心理问题的偏见根深蒂固。社区里的居民都是低头不见抬头见的熟人，所以谁都不想让别人知道自己"心理有病"，也都不敢"明目张胆"地走进心理诊室，只有到了万不得已之时，才会在医生上夜班的时候悄悄找来。

我能理解他们的痛苦和处境，也深感他们的不易。

好在，在大家的共同努力下，我们逐渐有了抗精神疾病的相关药物，并开展了焦虑、抑郁、失眠等相关测试和筛查工作；基层的老百姓也渐渐知道社区医院里有了"心理医生"，但敢于直接走进心理诊室的居民还是少之又少。

一条路，如果直行时走不通，那就绕个弯走。当前状态下，要让社区居民立即接受"心理科"或者"精神科",真是有些困难,但若是换个名称,或许能够变得容易接受。

通过观察分析,我们发现,无论是门诊病人,还是住院病区的患者,失眠者的占比都相当高,甚至在健康人群中,失眠现象也较为普遍。据 2023 年 3 月《中国睡眠大数据报告》统计,我国成年人的失眠发生率高达 38.2%,5.1 亿中国人存在睡眠障碍,睡眠障碍严重影响人的生活和工作质量。

失眠的原因多种多样,但精神心理因素是非常重要的原因之一。

可喜的是,在主管部门和上级医疗专家的指导下,我们社区即将创建"睡眠门诊"。这意味着,往后这个社区里的人可以不再畏惧别人歧视的目光,而名正言顺地来"睡眠门诊"咨询自己的心理困扰;也意味着,在社区医院里干预精神心理问题,将可能出现新的突破和进展。

我很荣幸自己能参与到即将创建的事业中来。

我在撰写本书的过程中,得到了诸多帮助和支持。

首先,我要感谢我的父母和家人,他们永远都是我最坚强的后盾。是他们一如既往的默默付出,才让我能有更多的时间和精力去做自己想要做的事情。

其次,感谢书中的每一位病人,正是因为他们的故事深深地触动了我,才使本书得已呈现。但为了保护病人的隐私,我将文中所有真实的信息都做了虚化处理。所以,善良的读者,请您不要将任何人对号入座,也不要将自己对号入座。尊重隐私,是我们这个社会最基本的美德之一。

再次,感谢我的工作单位、我的主管部门和宣传部门,还有我参与培训学习的医院，是他们为我提供了平台和保障，让我能够在自己热爱的事业中不断成长和进步。

最后，我衷心地感谢本书的编辑刘汝怡老师。这是我与她的第二次合作。刘汝怡老师的睿智、果断、敬业和高效，让我十分敬佩。正因为她的努力，才使得本书能在最快的时间内与大家相见。在此，再次感谢所有帮助过我、支持过我的人。

二〇二四年十月